Knaur

W0330304

Dr. Dipl.-Psych. Claudia-Viktoria Schwörer
Med. Beratung: Prof. Dr. med. Tomas Lenz

So heile ich mich selbst

Bluthochdruck

www.knaur-ratgeber.de

Knaur

Dr. Dipl.-Psych. Claudia-Viktoria Schwörer
Med. Beratung: Prof. Dr. med. Tomas Lenz

So heile ich mich selbst

Bluthochdruck

- Die richtige Aufklärung dank Checklisten
- Wirksame Hilfe und Vorbeugung

www.knaur-ratgeber.de

Inhalt

Vorwort

Herzlichen Glückwunsch! Schon die Tatsache, dass Sie dieses Buch zur Hand nehmen zeigt: Sie sind bereit, sich aktiv um Ihre Gesundheit zu kümmern und die Verantwortung für die Höhe Ihrer Blutdruckwerte selbst zu übernehmen.

Ist Bluthochdruck wirklich so eine schlimme Sache? Ja – und nein. Bluthochdruck ist keine schwere Erkrankung, aber ein ernst zu nehmendes Warnsignal Ihres Körpers, mit dem er darauf aufmerksam macht, dass Sie auf dem besten Weg sind, einen Herzinfarkt oder Schlaganfall zu bekommen. Ein Signal dafür, dass in Ihrem Körper etwas nicht in Ordnung ist, es höchste Zeit wird, sich um eine gesündere Lebensweise zu bemühen.

Noch können Sie das Ruder herumreißen und auf Gesundheitskurs stellen. Es ist ganz einfach. Bereits mit wenigen, gezielten Veränderungen können Sie wieder blutdruckgesund werden – und es auch dauerhaft bleiben.

Dieses Buch will Ihnen dabei helfen, Ihr Vorhaben in die Tat umzusetzen. Es liefert Ihnen alle wichtigen Informationen aus Medizin und Psychologie, die Sie für ein erfolgreiches Gesundheitsprojekt benötigen. Darüber hinaus zeigt es Ihnen wissenschaftlich bewiesene Wege auf, *wie* Sie dieses Wissen in Ihrem täglichen Leben erfolgreich umsetzen können.

Wer blutdruckgesund werden und bleiben möchte, muss handeln – und zwar besser heute als morgen. Denn noch sind Sie in der glücklichen Lage, mit geringem Aufwand und gezielten Veränderungen in Ihrer Lebensweise einen optimalen gesundheitlichen Erfolg zu erzielen. Wie lange das so bleiben wird, kann Ihnen leider niemand sagen.

Starten Sie deshalb gleich heute mit Ihrem neuen Gesundheitsprogramm und profitieren Sie von den fundierten Ratschlägen in diesem Buch. Erfahren Sie, wie Sie Ihren Arzt zu Ihrem Partner in Sachen Blutdruckgesundheit machen und was Sie selbst dazu beitragen können, Ihren Blutdruck in Schach zu halten – damit Sie Ihren Blutdruck kontrollieren, und nicht er Sie!

Dr. Dipl.-Psych. Claudia-Viktoria Schwörer
Im Frühjahr 2005

Der Blutdruck: normal oder zu hoch?

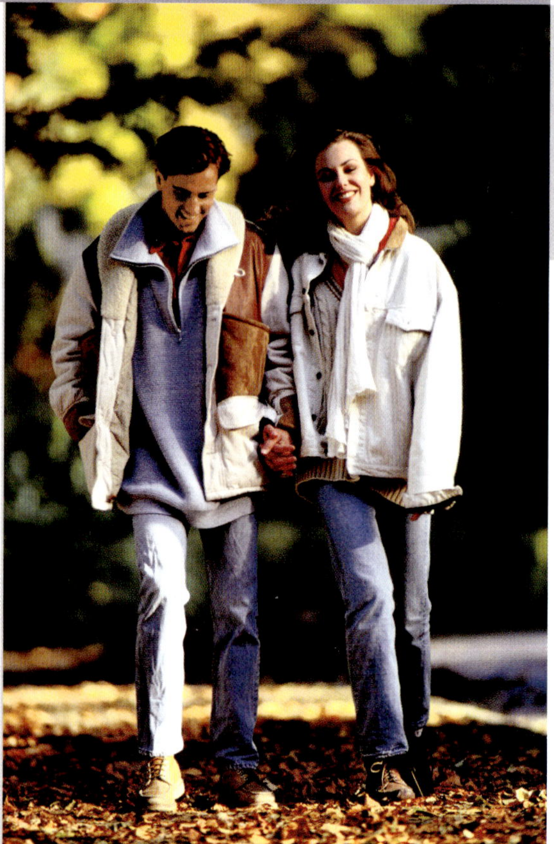

Ohne Blutdruck kein Leben

Der Blutdruck sorgt dafür, dass alle Organe und Zellen des Körpers ausreichend mit Blut, Sauerstoff und Nährstoffen versorgt werden. Ist er jedoch ständig zu hoch, führt dies zu einer dauerhaften Überlastung der Blutadern und des Herzens. Dies wiederum kann mit der Zeit zu schweren Erkrankungen führen.

Wie hoch ist Ihr Blutdruck?

Diese Frage können die wenigsten Menschen auf Anhieb beantworten. Da man den Blutdruck weder sieht noch spürt, nehmen ihn die meisten nicht ernst, auch dann nicht, wenn sie Bluthochdruck haben. Dabei ist Bluthochdruck gar nicht so selten, wie viele denken. Große Untersuchungen und Studien zu diesem Thema kommen zu dem Ergebnis: bei fast der Hälfte aller Bundesbürger liegt der Blutdruck nicht im Normbereich. Und nicht einmal die Hälfte von denjenigen, die unter Bluthochdruck leiden, wissen, dass sie auf dem besten Weg sind, schwerwiegend zu erkranken. Doch Unwissenheit schützt nicht vor den Folgen, die ein ständiger Bluthochdruck verursachen kann.

Leider sehen auch einzelne Ärzte Bluthochdruck immer noch als Bagatellerkrankung an. Obwohl Bluthochdruck heute effektiv behandelt werden kann, hat so mancher Arzt resigniert aufgegeben, seine Bluthochdruckpatienten auf Normwerte einstellen zu wollen. Denn letztendlich kann kein Arzt Bluthoch-

druck senken – das kann nur derjenige, der ihn hat. Diese Verantwortung kann niemand einem Menschen mit Bluthochdruck abnehmen, weil ausschließlich sein Handeln maßgeblich für die Höhe seiner Blutdruckwerte und damit für seine Gesundheit ist.
Die Verantwortung für die eigene Gesundheit und ein blutdruckgesundes Leben zu übernehmen heißt jedoch nicht, dass man dabei alleine gelassen wird. Jeder verantwortungsbewusste Arzt ist gerne bereit, einen Bluthochdruckpatienten in seinen Bemühungen mit seiner Fachkompetenz zu unterstützen und ihm die beste medizinische Behandlung zukommen zu lassen.

Blutdruck sichtbar machen

Man sieht ihn nicht, man spürt ihn nicht, aber man kann ihn ganz leicht messen: den Blutdruck. Dabei kommt es darauf an, welche Werte bei Ihnen im Re-

Optimaler Blutdruck	bis 120/80 mmHg
Normaler Blutdruck	bis 130/85 mmHg
Noch normaler Blutdruck	bis 140/90 mmHg
Schweregrad I – leichter Bluthochdruck	ab 140/90 mmHg
Schweregrad II – mittelschwerer Bluthochdruck	ab 160/100 mmHg
Schweregrad III – schwerer Bluthochdruck	ab 180/110 mmHg
Isolierter systolischer Bluthochdruck	ab 140/unter 90 mmHg

gelfall vorliegen. Je höher diese Werte sind, umso größer ist das Risiko, dass sich schwerwiegende Folgeerkrankungen durch den Bluthochdruck ergeben. Zur Abschätzung des Risikos wurden deshalb die Blutdruckwerte in verschiedene Schweregrade eingeteilt.

Weshalb zwei Werte?

Die Antwort hierauf hat etwas mit Physik zu tun: wenn man wissen möchte, wie hoch die Belastungen sind, die die elastischen Blutadern durch den Druck des Blutes aushalten müssen, braucht man einerseits den höchsten Druckwert, um zu wissen, wie stark sie vom Blut auseinander gedrückt werden. Und andererseits den niedrigsten Druckwert, damit man weiß, wie weit sich die Adern wieder entspannen können. Und weil das Blut in einem »geschlossenen Kreislauf« zirkuliert, reicht es aus, an einer Stelle zu messen, um den Blutdruck im ganzen Körper zu wissen.

Der Blutkreislauf

Ständig neues Blut herzustellen, wäre für den Körper ziemlich anstrengend und aufwendig. Deshalb hat sich die Natur den Trick mit dem »geschlossenen Blutkreislauf« ausgedacht. Dieser funktioniert wie eine Art »Recycel-System«, in dem nur die Blutkörperchen und die Flüssigkeit ausgetauscht werden, die nicht wieder »aufgearbeitet« werden können.
Transportiert und kanalisiert wird das Blut in einem geschlossenen Kreislaufsystem, das aus vielen Adern und Tausenden von Äderchen besteht, die den ganzen Körper durchziehen und alle Organe bis in die kleinsten Zellen mit Sauerstoff und Nährstoffen versorgen.

Der Blutdruck: normal oder zu hoch?
Weshalb zwei Werte?

Und wie kommt nun der Blutdruck zustande? Er entsteht dadurch, dass die Adern einen relativ kleinen Durchmesser haben und das in ihnen enthaltene Blut leicht zusammendrücken. Da in einem geschlossenen System das Blut nicht ausweichen oder wie bei einem Gartenschlauch abfließen kann, entsteht innerhalb des Blutes ein erhöhter Druck. Dieser Druck drückt nun seinerseits auf die Aderwände.

Pumpe und geschlossenes System

Ohne die Leistung des Herzens würde das Blut »stehen« und nicht in der Lage sein, die Organe und Zellen mit Sauerstoff zu versorgen und Schadstoffe aus dem Körper zu transportieren. Für die Bewegung des Blutes sorgt das Herz, das mit seinen kräftigen Muskeln das Blut durch die Adern in die Lunge und durch den Körper pumpt. Dabei nützt die Herzpumpe die Druckverhältnisse des geschlossenen Blutkreislaufs aus.
Für die Pumpbewegung des Herzens sorgen die Herzmuskeln. Dehnen sie sich aus, entsteht in einer Herzkammer ein Unterdruck. Das so entstehende Vakuum saugt förmlich das Blut aus der Ader in die Herzkammer hinein. Zieht sich der Herzmuskel wieder zusammen, wird die Herzkammer kleiner und das in ihr enthaltene Blut wird aus der Herzkammer heraus in die Hauptschlagader und den Körper gedrückt.

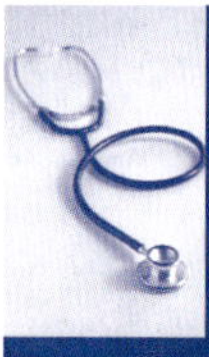

Der Blutdruck ist die Kraft, die unser Blut durch den Körper innerhalb eines geschlossenen Blutkreislaufes zirkulieren lässt. Durch die Systole wird das Blut auf der einen Seite vorwärts gedrückt und durch die Diastole auf der anderen Seite »gezogen«.

Der systolische (obere) Wert

In der medizinischen Fachsprache wird die Phase, in der sich das Herz zusammenzieht und das Blut in die Aorta drückt, Systole genannt. Das aus der Herzkammer gepumpte Blut »schiebt« das Blut, das sich bereits in den Adern befindet, zunächst zusammen und dann – wie in einem Dominoeffekt – weiter durch die Blutbahnen. An der Stelle, wo der »Blutstau« am höchsten ist, ist auch der Druck des Blutes auf die Arterie am höchsten. Die Arterie dehnt sich so stark aus, dass Sie dies als Puls an Ihrem Handgelenk spüren können. Dieser Wert ist der maximale Druck, den das Blut auf die Aderwände ausüben kann. Er wird – da er durch die Systole verursacht wird – systolischer Blutdruck genannt und gibt also immer den höchsten Wert an, den Ihr Blutdruck erreicht.

Der diastolische (untere) Wert

Die Phase, in der sich der Herzmuskel ausdehnt und das Blut durch den Unterdruck in die Herzkammer gezogen wird, heißt Diastole. Dabei sinkt der Druck des Blutes auf die Adern auf seinen niedrigsten Wert. Dieser niedrige Wert wird diastolischer Blutdruck genannt.

Bei einer Blutdruckmessung werden immer zwei Werte erhoben: der systolische und der diastolische Blutdruck. Der systolische Wert wird als der höhere zuerst, der niedrigere diastolische Wert wird an zweiter Stelle genannt. 130/85 mm Hg (sprich 130 zu 85 Millimeter Quecksilbersäule) ist ein normaler Blutdruck, den die elastischen Blutadern ohne Schaden zu nehmen ausgleichen und aushalten können.

Der Blutdruck schwankt

Ihr Blutdruck schwankt ständig. Diese Schwankungen sind genauso normal wie gelegentlich erhöhte, ja sogar stark erhöhte Blutdruckwerte, denn die Herzschlagfrequenz und der Blutdruck werden von den Bedürfnissen des Körpers und der Notwendigkeit, ihn ausreichend zu versorgen, gesteuert. Während Sie schlafen ist Ihr Sauerstoffbedarf wesentlich geringer als beim sportlichen Wettkampf. Entsprechend sinken Ihre Herzschlagfrequenz und Ihr Blutdruck während des Nachtschlafes auf ein »Ruheniveau« ab. Mit dem Aufstehen und dem Beginn der täglichen Aktivitäten steigen der Blutdruck und die Herzfrequenz wieder an. Und je flotter Sie sich bewegen, umso höher steigt auch Ihr Blutdruck.

Doch nicht nur körperliche Belastung treibt Ihren Blutdruck in die Höhe, sondern auch psychische Anspannung wie beispielsweise Stress, Ärger oder Liebeskummer.

Elastisch, aber verwundbar

Unser Adersystem ist für Blutdruckschwankungen bis hinein in die kleinsten Äderchen, die Kapillaren, optimal ausgestattet. Alle Aderwände sind elastisch und können sich bis zu einem gewissen Grad ausdehnen und wieder zusammenziehen. Durch diese Anpassung können sie problemlos mit den Schwankungen des Blutdrucks fertig werden.

Einen kurzzeitigen, sehr schnellen Blutdruckanstieg kann der Körper in der Regel problemlos verkraften. Einen massiven, schnellen Blutdruckabfall oder die Unterbrechung des Blutkreislaufes führt hingegen in vielen Fällen zum Tod.

Aufbau der Arterien

Damit sie sich optimal an ihre Aufgabe anpassen können, sind Arterien aus drei verschiedenen Schichten zusammengesetzt.

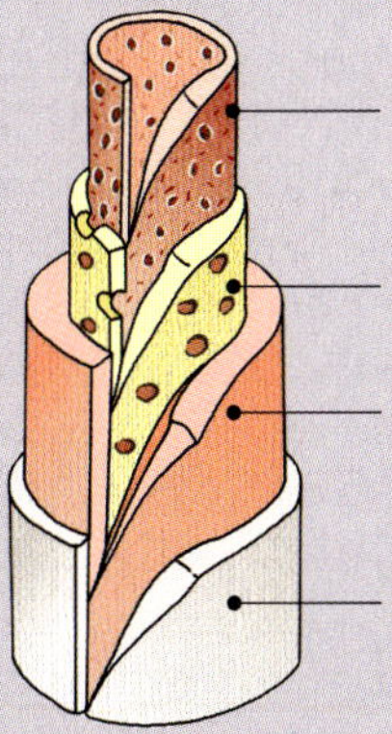

Intima: Die innerste Schicht einer Arterie wird Intima genannt. Sie besteht aus einer Lage flacher Endothelzellen, damit für einen reibungslosen Fluss des Blutes gesorgt ist.

Media: Die mittlere Schicht heißt Media. Sie besteht aus glatten Muskelfasern. Durch die Muskelschicht, die zäh und elastisch ist, kann die Arterie ihren Durchmesser, in der Fachsprache Lumen genannt, verändern.

Adventitia: Die äußere Schicht nennt man Adventitia. Sie umhüllt die beiden inneren Schichten und besteht aus Bindegewebe.

Die kleinsten Arterien, die Kapillaren, besitzen hingegen nur eine Schicht Endothelzellen. Das erleichtert den Austausch von Nährstoffen und Sauerstoff. Gleichzeitig sind sie aber auch anfälliger und können leichter beschädigt werden als andere Arterien.

Für Krimifreunde

Krimileser wissen es: ein heimtückisches und sofort tödliches Mordinstrument ist eine mit Luft gefüllte Spritze. Und sie ist tatsächlich tödlicher als manches Gift, obwohl – oder vielmehr weil – sie nur Luft enthält. Wird mit dieser Spritze Luft in die Herzkammer oder in eine Ader gespritzt, führt dies zum sicheren Tod des Opfers, weil durch die Luftblase der geschlossene Blutkreislauf unterbrochen wird, wodurch der Blutdruck zusammenbricht.

Erinnern Sie sich: Während der Diastole entsteht ein Vakuum in der Herzkammer. Wird dieses Vakuum mit Luft statt mit Blut gefüllt, kann kein Blut aus der Ader »herausgezogen« und Platz für nachdrückendes Blut geschaffen werden. Die »falsche Luft« zerstört die Druckverhältnisse und damit den Weitertransport des Blutes im Blutkreislauf. Dadurch werden die Gehirnzellen und die Muskelzellen des Herzens nicht mehr mit Sauerstoff versorgt. Jede Hilfe kommt zu spät.

So dramatisch wie die Unterbrechung des Blutkreislaufs oder ein schneller Abfall des Blutdrucks ist ein ständig erhöhter Blutdruck in gar keinem Fall. Im Gegenteil: man kann mit ihm über viele Jahre hinweg ganz gemütlich leben.

Ursachen des Bluthochdrucks

Leider kann Ihnen auf diese Frage weder Ihr Arzt noch die Wissenschaft eine eindeutige Antwort geben. Denn bisher weiß niemand genau, weshalb bei manchen Menschen dieses ausgeklügelte und clevere System durch einen zu hohen Druck des Blutes gestört wird.

Einteilung der Hypertonie

Um in der Fachsprache der Mediziner zu bleiben: es gibt eine primäre oder essentielle und eine sekundäre Hypertonie. Von einer primären bzw. essentiellen Hypertonie spricht ein Mediziner immer dann, wenn der Bluthochdruck keiner eindeutigen Ursache zugeordnet werden kann. Um die Ursache für diesen primären Bluthochdruck zu finden, forschen Wissenschaftler weltweit seit vielen Jahren auf Hochtouren.
Von sekundärer Hypertonie spricht man hingegen, wenn der Blutdruck von einer Krankheit (ein Symptom der Erkrankung) oder durch die Einnahme bestimmter Medikamente (Nebenwirkung des Medikaments) in die Höhe getrieben wird. Wird beim sekundären Bluthochdruck die Ursache beseitigt – die Erkrankung geheilt oder das Medikament abgesetzt – fällt der Blutdruck wieder auf Normalwerte ab.

Von einer isolierten systolischen Hypertonie geht ein besonders hohes Risiko für Herzinfarkt und Schlaganfall aus. Das zeigen die Ergebnisse wissenschaftlicher Studien. Sie belegen aber auch, dass eine isolierte systolische Hypertonie ganz besonders gut behandelt und dadurch das Risiko wieder gesenkt werden kann.

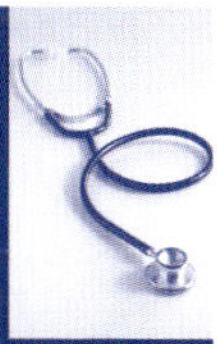

Die isolierte systolische Hypertonie

Während man früher glaubte, es würde ausreichen, lediglich die diastolischen Werte für diese Einteilung zu nehmen, weiß man heute aus vielen Studien, dass der systolische Wert für die Risikoeinschätzung von Herz-Kreislauf-Erkrankungen fast noch wichtiger ist. Vor allem dann, wenn der systolische Wert alleine (isoliert) erhöht ist. Dies ist besonders bei älteren Menschen häufig der Fall.

Der primäre Bluthochdruck

95 Prozent aller Hypertoniker haben einen primären Bluthochdruck. Es lassen sich also selbst bei gründlichster Untersuchung keine eindeutige körperliche Ursache oder ein Medikament finden, die für die Hypertonie verantwortlich sein könnten. Eigentlich ist alles in Ordnung – und trotzdem ist der Blutdruck zu hoch.
Bisher verschließt sich dieses große Rätsel der Natur der Wissenschaft. Obwohl seit vielen Jahren hoch spezialisierte Wissenschaftler und Forschergruppen weltweit Bluthochdruck erforschen und Tausende Patienten untersuchten, konnten sie noch keine eindeutige Ursache für die primäre Hypertonie finden. Es werden zwar immer mehr Teile des Puzzles geklärt und viele Zusammenhänge aufgedeckt, aber sie alle lassen sich nicht auf eine einzige Ursache hin zusammenführen. Offensichtlich scheint es beim Bluthochdruck wie so häufig im Leben zu sein: nicht eine einzige Ursache bringt das Fass zum Überlaufen, sondern das unglückliche Zusammentreffen mehrerer Faktoren. Deshalb spricht man heute von einem multifaktoriellen Geschehen. Dieser Begriff drückt aus, dass mehrere Faktoren gemeinsam auftreten müssen, um den Blutdruck dauerhaft in die Höhe zu treiben.

Genetische Prädisposition

Ein wichtiger Faktor ist die genetische Prädisposition. Am ehesten lässt sich dieser Begriff mit »vererbter Schwachstelle« übersetzen. Was diese »Schwachstelle« bedeutet, können Sie sich gut am Beispiel eines Luftballons – und wie dieser zum Platzen kommt –, vorstellen.
Die Gummihaut eines Luftballons ist nicht überall gleich dick. Das bringt die Herstellung von Luftballons

mit sich. An einigen Stellen fällt die Gummischicht etwas dicker, an anderen etwas dünner aus. Diese Tatsache ist vollkommen unerheblich, solange der Luftballon nicht aufgeblasen wird. Kommt ein weiterer Faktor hinzu – Sie blasen den Ballon auf – wird der Ballon zwar größer, aber weiter geschieht nichts. Erst wenn der dritte Faktor hinzukommt – Sie blasen den Ballon ganz hart auf – kann das Material dem Druck nicht mehr standhalten. Die Folge: der Luftballon platzt – und zwar genau an der Stelle, an der die Gummischicht am dünnsten war, eben an seiner »Schwachstelle«.
Ähnlich verhält es sich mit der genetischen Prädisposition für Bluthochdruck. Die vererbte »Schwachstelle« allein führt noch nicht zum Bluthochdruck. Kommen aber andere Faktoren in entsprechender Höhe hinzu, »platzt die Schwachstelle« – Sie bekommen Bluthochdruck.

Die anderen Risikofaktoren

Wissenschaftlich sehr gut untersucht sind die Faktoren, die die »Schwachstelle zum Platzen« bringen können. Zu diesen Risikofaktoren gehört an erster Stelle Übergewicht als Ergebnis von falscher Ernährung und Bewegungsmangel. Ganz oben auf der Liste stehen außerdem Kochsalz, Rauchen, Kaffee- und Teegenuss. Aber auch Kaliummangel kann Bluthochdruck verursachen. Weitere Faktoren sind Alter und Geschlecht. Bei vielen Menschen treibt psychischer Stress den Blutdruck in wahre Himmelshöhen, andere ärgern sich so, »dass sie platzen könnten«.
Seinen Bluthochdruck sicher in den Griff zu bekommen und dadurch Folgeerkrankungen zu verhindern, ist kein Hexenwerk, sondern eine systematische Reduzierung des Risikos durch die Ausschaltung von Risikoquellen.

Hierfür werden die Risikofaktoren in zwei Klassen unterteilt: in veränderbare und unveränderbare:

Veränderbare Risikofaktoren	Unveränderbare Risikofaktoren
Übergewicht	Genetische Prädisposition
Ernährung	Alter
Bewegungsmangel	Geschlecht
Kochsalzverbrauch	
Kaliummangel	
Kaffee- und Teekonsum	
Rauchen	
Psychischer Stress	

Handeln ist erfolgreich

Wie Sie schon auf den ersten Blick erkennen, sind die Risikoquellen, die Sie selbst ausschalten können, eindeutig in der Überzahl. Wenn es Ihnen gelingt, diese veränderbaren Risikofaktoren in den Griff zu bekommen, werden Sie in der Regel keinen Bluthochdruck bekommen.

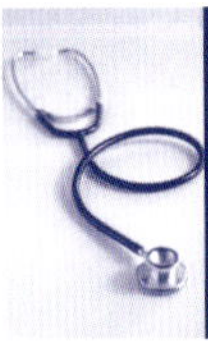

Selbst wenn Ihr Blutdruck bereits leicht bis mittelschwer erhöht ist, kann er durch die gezielte Reduzierung der veränderbaren Risikofaktoren wieder bis auf Normwerte gesenkt werden.

Meist reicht die Umstellung Ihrer Lebensgewohnheiten bereits aus, um eine Senkung Ihres Blutdrucks auf Normwerte zu erreichen. Erst wenn dies nicht zum Erfolg führt oder die Blutdruckwerte bereits zu hoch sind, wird Ihr Arzt mit der Verschreibung blutdrucksenkender Medikamente nachhelfen.

Bluthochdruck ist unberechenbar

Bluthochdruck kann zu schwerwiegenden Erkrankungen führen. Er kann – muss aber nicht. Manche Menschen haben ein Leben lang erhöhte Blutdruckwerte, ohne dass sich eine der gefürchteten Folgeerkrankungen entwickelt. Bei anderen dauert es Jahrzehnte, bis es so weit kommt, bei manchen hingegen nur wenige Jahre. Das Problem dabei ist, dass Ihnen niemand sagen kann, zu welcher Gruppe Sie gehören. Sicher ist nur: Je mehr Risikofaktoren vorliegen, umso höher ist die Wahrscheinlichkeit, eine lebensbedrohliche Folgeerkrankung zu bekommen. Und sicher ist leider auch, dass die Menschen, bei denen der Bluthochdruck eine der gefürchteten Folgen verursacht, meist ohne Vorwarnung mitten aus dem Leben gerissen werden. Dies kann geschehen – muss aber nicht.

Bluthochdruck ist keine Erkrankung, die sich bei jedem Menschen gleich auswirkt. Die Schwierigkeit besteht darin, dass niemand weiß, bei welchen Menschen es zu Folgeerkrankungen kommt und bei welchen nicht.

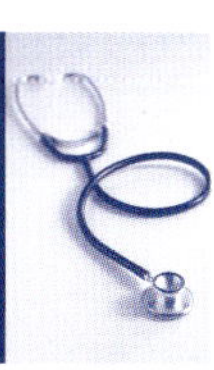

Es gibt immer Alternativen

Wenn Sie Bluthochdruck haben, können Sie handeln oder den »Kopf in den Sand stecken« und abwarten, was weiter geschehen wird. Schließlich kann ja alles gut gehen – »nur« Ihr Risiko und die Wahrscheinlichkeit, dass der Bluthochdruck schwerwiegende Folgen hat, sind erhöht. Allerdings sollten Sie sich im Klaren

darüber sein: mit Abwarten setzen Sie sich der Gefahr aus, dass sich Ihr Leben eines Tages grundlegend verändert, weil Sie zu denjenigen gehören, die einen Schlaganfall oder Herzinfarkt bekommen.
Doch so weit muss es nicht kommen. Nutzen Sie die weit besseren Chancen, die Sie heute haben und machen Sie zwei Schritte vom Abgrund weg, kehren Sie auf sicheres Gelände zurück. Noch können Sie handeln und das Ruder auf »Gesundheit« stellen, ehe es zu spät ist.

Folgen des Bluthochdrucks

Bluthochdruck ist meist keine akute Erkrankung, mit der man ins Krankenhaus muss. Die Blutbahnen halten eine ganze Menge aus. Auch unser Herz und seine Pumpleistung sind durchaus in der Lage, sich an verändernde Bedingungen anzupassen. Schließlich ist die Herzpumpe so konstruiert, dass sie – je nach Anforderung – schneller und langsamer, kräftiger und schwächer schlagen kann. Aber eine ständige Überbeanspruchung geht an keinem Herzen spurlos vorbei.

Verdickung der Herzwand

Wie bei jedem Muskel nimmt auch die Muskelmasse des Herzmuskels unter »Trainingsbedingungen« zu. Deshalb haben Leistungssportler häufig ein vergrößertes Herz, weil in ihrem Körper durch die sportlichen Belastungen ein größerer Sauerstoffbedarf besteht. Entsprechend muss das Herz ständig größere Blutmengen umwälzen, wodurch der Herzmuskel

stärker trainiert und vermehrt Herzmuskelmasse ausgebildet wird.
Bei Menschen mit Bluthochdruck muss das Herz ebenfalls auf Hochtouren arbeiten. Allerdings nicht, weil es mehr Blut durch den Körper pumpen, sondern weil es ständig gegen den Druck des Blutes in der Ader anpumpen muss. Blut, das vor dem Herzkammerausgang wie eine enge gedrängte Masse sitzt und nicht weichen will. Diese falsche Überbeanspruchung des Herzens führt nicht zum Wachsen der Herzmuskulatur, sondern dazu, dass die Herzwand der pumpenden Herzkammer dicker wird.

Herzrhythmusstörungen

Nun könnte man denken, dass eine dicke Herzwand viel besser ist als eine dünne, da sie mehr aushält und dem hohen Blutdruck besser standhalten kann. Dem ist leider nicht so. Denn das Herz ist kein Staudamm, sondern ein sehr bewegliches Gebilde, das seine Beweglichkeit verliert, wenn es an einer Seite mit einer dicken Wand »versteift« wird. Durch diese »Versteifung« entsteht die Gefahr, dass das Herz nicht mehr richtig und gleichmäßig schlagen und aus dem Takt geraten kann – mit der Folge, dass Herzrhythmusstörungen auftreten können.

Blutstillstand

Die verdickte Herzwand birgt noch ein weiteres Risiko: Herzstillstand und Herzinfarkt. Denn wie jeder Muskel braucht auch der Herzmuskel Sauerstoff, damit die Muskelzellen reibungslos arbeiten können. Leider brauchen die vielen Zellen der verdickten Herzwand mehr Sauerstoff als die Zellen einer normal ausgebildeten. Dies kann fatale Folgen haben, wenn durch eine Verengung der Herzkranzgefäße das Herz mit weniger Sauerstoff versorgt wird: die verdickte Herzwand »bricht regelrecht zusammen«, das Gewebe der Herzkammer stirbt ab, die Herzkammer pumpt das Blut nicht mehr in den Kreislauf zurück und das Blut kommt zum Stillstand.

Auch das Adersystem ist betroffen

Die Überbelastung durch ständig zu hohen Blutdruck betrifft jedoch nicht nur das Herz, sondern auch die Blutbahnen.
Die Adern sind zwar elastisch und können viel ausgleichen. Doch eine jahrelange Überlastung durch ständig erhöhten Druck des Blutes kann dazu führen, dass eines Tages eine Ader oder ein Äderchen wie ein poröser Schlauch platzt und das austretende Blut im umliegenden Gewebe erhebliche Schäden anrichtet. Dies geschieht in der Regel ganz plötzlich und ohne Vorwarnung.

Schlaganfall

Gefährdet sind vor allem die feinen Blutgefäße im Gehirn, weil sie eine vergleichsweise dünne Arterienwand besitzen. Platzen Blutgefäße im Gehirn, kann dies zu einem Schlaganfall führen. Das austretende Blut breitet sich im Gehirngewebe innerhalb kürzester Zeit aus und zerstört ganze Gehirnareale.
Ein Schlaganfall muss heute nicht mehr zwangsweise zum Tod führen, aber er ist nach wie vor die dritthäufigste Todesursache und die häufigste Erkrankung, die zu einer Behinderung führt. Es können Lähmungen und Störungen im Gedächtnis auftreten, die nicht

mehr rückgängig zu machen sind, weil es bis heute keine Möglichkeit gibt, zerstörte Nervenzellen im Gehirn wiederherzustellen oder zu reparieren.

Gefahr durch »ausgeleierte« Adern

Sie kennen es aus Ihrer Alltagserfahrung: wenn auf ein elastisches Gefäß oder auf ein Gummiband ständig Druck ausgeübt wird, lässt seine Elastizität nach und es leiert aus. Ähnlich verhält es sich mit den elastischen Adern im menschlichen Körper. Unter ständigem Druck dehnen sie sich aus und verlieren ihre Elastizität. Besonders betroffen ist die Hauptschlagader an den Stellen, an denen ihre Aderwand etwas dünner ist. Im Laufe der Jahre bekommt sie hier nach außen gewölbte »Beulen«. In der Fachsprache werden diese »Beulen« als Aneurysma bezeichnet.
Kann ein Aneurysma dem Druck des Blutes nicht mehr standhalten, bricht es auf und das Blut wird aus der Ader heraus ins Gewebe gepumpt. In der Folge kommt es meist zu einem tödlichen Blutschock.

Wird ein Aneurysma rechtzeitig bemerkt, kann es mittels einer Operation entfernt werden. Schlechter sieht es allerdings aus, wenn die Hauptschlagader bereits an vielen Stellen »Beulen« aufweist. Dann kann selbst eine Operation keine Sicherheit mehr bringen.

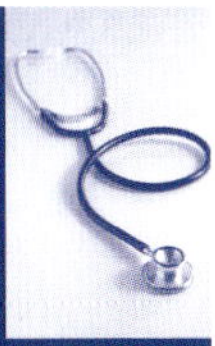

Schäden im Innern der Adern

Es besteht nicht nur die Gefahr, dass die Adern »ausbeulen«, sondern sie werden an dickeren Stellen durch den ständigen Druck häufig »porös« und reißen in

Längsrichtung aus. Auch bleibt es für die zarte Innenhaut der Aderwände nicht ohne Folgen, wenn das Blut ständig mit hohem Druck an ihnen entlangströmt. Leicht kann es an den Stellen, wo sich die Adern verästeln, durch den hohen Druck des Blutes zu kleinen Verletzungen der zarten Innenschicht, dem so genannten Endothel, kommen. Damit beginnt ein heimtückischer Krankheitsverlauf, der sich selbst erhält und immer weiter vorantreibt.

Verletztes Endothel und Wundheilung

Durch die Verletzungen des Endothels werden im Körper Wundheilvorgänge ausgelöst, die jedoch nicht zur Wundheilung führen, sondern die Arterien verengen und den Blutdruck noch weiter in die Höhe treiben. Eine im wahrsten Sinne des Wortes tödliche Kombination kann sich aus Bluthochdruck und Arterienverengung ergeben, wenn die Adern, die das Herz oder das Gehirn versorgen, vollständig »zugewachsen« sind und diese überlebenswichtigen Bereiche ungenügend oder gar nicht mehr mit Blut und Sauerstoff versorgt werden können.

Wundheilung der Haut

Wie die Haut von selbst verheilt, hat schon jeder einmal erlebt, der sich die Haut verletzt hat.
Möglich ist diese Selbstheilung, weil der Körper aus vielen hoch spezialisierten Zellen und Zellverbänden besteht. Kommt es zu einer Verletzung, strömen die weißen Blutplättchen (Thrombozyten) zur Schadstelle, docken an und verschließen die Wunde. Auch Monozyten eilen herbei, dringen in die Wunde ein und verwandeln sich in Makrophagen (Fresszellen), die in der Lage sind, Zelltrümmer, Bakterien und Viren zu verschlingen und unschädlich zu machen.

Haut ist Haut, und im Grunde geschieht nach einer Verletzung der zarten Innenhaut der Arterien nichts anderes als bei jeder anderen körpereigenen Hautreparatur. Ein hoher Blutdruck und hohe Cholesterinwerte lassen jedoch die natürliche Wundheilung zu einer Zeitbombe werden, die als Arteriosklerose – oder umgangssprachlich Arterienverkalkung – einen traurigen Spitzenplatz in der Sterbestatistik einnimmt.

Arteriosklerose

Die körpereigene Wundheilung ist sehr sinnvoll, da wir sonst bei jeder Verletzung verbluten würden. Wird jedoch das Endothel verletzt kann sich das, was für den Körper überlebenswichtig ist, gegen ihn richten und tödlich enden.
Denn auch an der Stelle, an der das Endothel durch den hohen Druck des Blutes verletzt wurde, docken weiße Blutplättchen und weiße Blutkörperchen an und verschließen die Wunde. Makrophagen dringen in die Intima ein und erzeugen eine Art lokale Entzündung in der Aderwand, wodurch es zu einer Schwellung kommt, dem Intimaödem. Da sich die Schwellung an der Arterieninnenwand befindet, verkleinert sie den Durchmesser der Arterie. Durch diese Engstelle rauscht das Blut nun mit einem noch höheren Druck hindurch, etwa so, wie ein Fluss durch einen Engpass schießt. Da es sich hier jedoch um ein geschlossenes System handelt, wirkt sich diese Druckerhöhung im gesamten System aus. Die Folge: der Blutdruck steigt noch weiter an.
Doch damit nicht genug. Mit der Zeit bildet sich an der verletzten, geschwollenen Stelle eine Art »Fettpickel«, der den Durchmesser der Arterie noch weiter verengt. Verursacht wird dieser Fettpickel durch Makrophagen und LDL-Cholesterin.

Cholesterin lagert sich ein

Fette sind nicht mit Wasser oder wasserhaltigen Lösungen mischbar. Dies gilt auch für Cholesterin. Da es aber von den Zellen dringend gebraucht wird, hat sich die Natur durch die Schaffung von Transporteiweißen einen Trick ausgedacht. Transporteiweiße (Lipoproteine) sind verschieden große Eiweißmoleküle, auf die sich Cholesterin setzt und wie auf einem Schiffchen zu den Zellen und von den Zellen zurück zur Leber durchs Blut schippert. Die so genannten LDL (Low Density Lipoproteine) transportieren das Cholesterin zu den Zellen und öffnen in deren Zellwand ein spezielles Türchen – einen Rezeptor –, damit das Cholesterin in die Zelle hineingelangen kann. HDL (High Density Lipoproteine) sind hingegen die Schiffchen, die das von den Zellen nicht benötigte Cholesterin »Huckepack« nehmen und in die Leber zurücktransportieren.

Makrophagen sind gefräßig

Makrophagen haben – wie alle anderen Zellen – ebenfalls bestimmte Türchen (Rezeptoren) in ihrer Zellwand, durch die das vom LDL herantransportierte Cholesterin in das Zellinnere gelangen kann. Normalerweise nimmt eine Zelle durch ihre Türchen nur eine gewisse Menge an Cholesterin auf. Dann verschließen sie diese und der Abtransporteur HDL schafft das überflüssige Cholesterin zur Leber.

Anders sieht es bei den Makrophagen aus. Sie sind wahre »Straßenfeger« und können Unmengen an Cholesterin vertilgen. Alles was LDL heranschleppt, wird von ihnen vertilgt. Und je mehr Cholesterin sie verschlingen, umso größer, fetter und »schaumiger« werden sie – bis sie eines Tages platzen. Dadurch werden weitere Fresszellen angelockt, die es sich ebenfalls in der Intima bequem machen und Unmengen an

Cholesterin verfuttern. Nach und nach entsteht auf diese Weise unter der dünnen Endothelhaut der Intima ein »Fettpickel« (Lipidkern), der immer dicker und dicker wird und den Durchmesser der Arterie mehr und mehr verkleinert. In der medizinischen Fachsprache wird dies als arteriosklerotische Plaques bezeichnet.

Vollständige Verstopfung der Arterien

Als Reaktion auf die Anschwellung der Intima wird vermehrt Bindegewebe gebildet, das die Arterie zusätzlich verengt. In der Folge kann es zu einer Unterversorgung des Endothels kommen, so dass Endothelzellen absterben und Kalksalze sich an dieser Stelle festsetzen. Diese Kalksalze lagern sich häufig in einer harten, zusammenhängenden Schicht auf der Intima ab und können – da sich die bewegliche Arterienwand ausdehnt oder zusammenzieht – diese komplett einreißen, wodurch noch mehr Thrombozyten auf den Plan gerufen werden, die die Wunde abdecken und damit den Arteriendurchmesser weiter verengen.

Bluthochdruck kann einerseits das empfindliche Endothel verletzen und andererseits einen Thrombus abreißen und durch die Blutbahnen schwemmen.

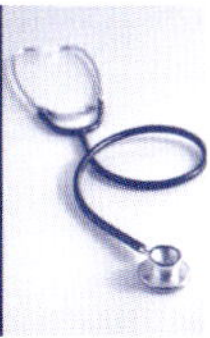

Weil das Blut an diesen Engstellen wie ein reißender Strom alles mit sich fortschwemmt, was nicht niet- und nagelfest ist, besteht die Gefahr, dass ein Thrombus – vergleichbar mit dem Schorf auf Ihrer Haut – mitgerissen wird und an anderer Stelle die Arterien verstopft. Verstopfungsgefahr besteht ebenfalls, wenn der erhöhte Blutdruck die Kappe des Lipidkerns mit sich fortreißt. Diese Verwundung möchte der Körper sofort mit den Thrombozyten und deren Zusammenballung verschließen. Leider vergisst die Wundheilung dabei, dass der Wundverschluss in die Arterie hineinragt und diese immer mehr verengt.

Plaques treibt den Blutdruck hoch

An den Stellen, an denen sich Plaques bildet, werden die Arterien massiv verengt. Dies bringt zwei Gefahren mit sich: erstens verstopft eine verengte Stelle schneller, wenn größere Partikel durchs Blut geschwemmt werden und zweitens steigt der Blutdruck weiter. Es machen sich die gleichen physikalischen Kräfte bemerkbar, die Sie von einem Gartenschlauch kennen. Um den Druck zu erhöhen, müssen Sie den Schlauch ein wenig zusammendrücken und schon schießt das Wasser in hohem Bogen aus ihm heraus. Doch während der Druck beim Gartenschlauch an seinem Ende herauskommt, bleibt die Druckerhöhung des Blutes im geschlossenen Blutkreislauf erhalten, wird weitergegeben und kann erheblichen Schaden anrichten.

Folgen der Arteriosklerose

Arteriosklerose erhöht nicht nur den Blutdruck. Je nachdem, an welcher Stelle im Körper die Arterien verengt oder gar verschlossen werden, kommt es zu massiven Durchblutungsstörungen bis hin zur fehlenden Sauerstoffversorgung der Zellen und damit zu ihrem unwiederbringlichen Untergang.
Sind die Herzarterien betroffen, führt dies zu Herz- und Kreislaufschwäche, Herzinsuffizienz, Herzversagen bzw. Herzinfarkt. Verkalkt die Gehirnarterie, kann dies zu Konzentrationsstörungen, Vergesslichkeit und

Die Folgen einer Arteriosklerose machen sich im Körper dort bemerkbar, wo es zu einer Unterversorgung durch die Einengung oder den Verschluss der Arterie kommt.

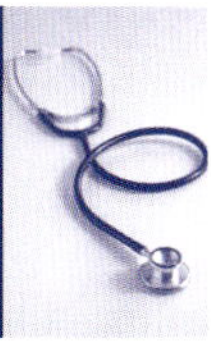

Sehstörungen führen. Ist sie ganz zugewachsen oder wird sie von einem abgerissenen Thrombus verstopft, kommt es zu einem Schlaganfall. Bildet sich hingegen Plaques in den Arterien, die die Nieren versorgen, schrumpfen die Nieren und können ihre Aufgabe, den Körper zu entgiften, nicht mehr erfüllen. Nicht selten kommt es zum vollständigen Nierenversagen. Eine Arteriosklerose in den Becken- und Beingefäßen führt zur so genannten arteriellen Verschlusskrankheit (AVK). Allein in Deutschland werden wegen AVK jährlich rund 25.000 bis 30.000 Gliedmaßen amputiert.

Der Weg zum Arzt muss sein

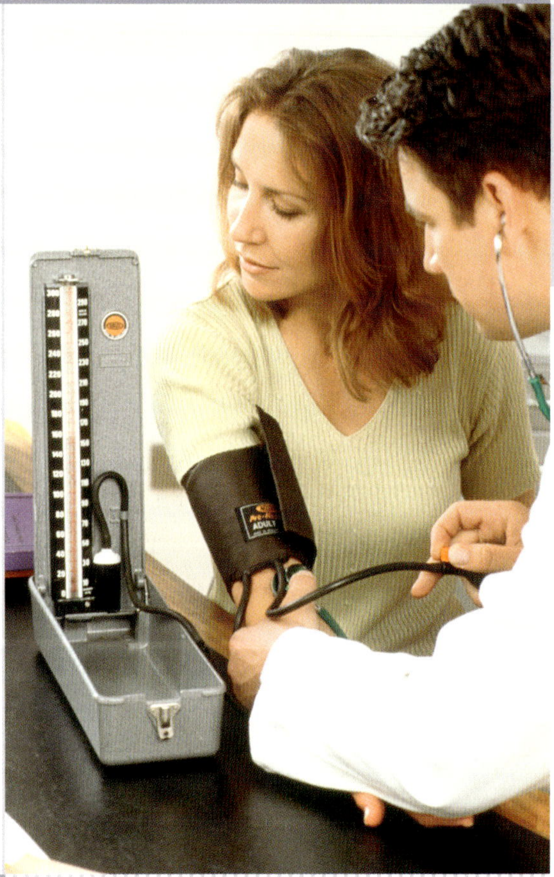

Arzt oder Apotheker?

Wie es um Ihren Blutdruck steht, kann durch eine einfache Messung festgestellt werden. Eine gesicherte Diagnose und eine medikamentöse Therapie kann jedoch nur ein Arzt durchführen. Der Behandlungserfolg hängt hingegen einzig und alleine von Ihnen ab, von Ihrem Handeln und Ihrem Einsatz für Ihre Gesundheit.

Ist die Messung in der Apotheke ausreichend?

Da Sie die Höhe Ihres Blutdrucks nicht spüren, ist die Blutdruckmessung die einzig zuverlässige Methode, Klarheit über seine Höhe zu bekommen. Dazu müssen Sie nicht unbedingt zum Arzt gehen. Für viele Menschen ist es bequemer und zeitsparender, wenn sie ihren Blutdruck in der Apotheke messen lassen. Dagegen ist nichts einzuwenden, solange die dort erhobenen Blutdruckwerte als Orientierungsgröße verstanden werden. Und solange sich diese Werte im optimalen oder normalen Bereich bewegen, besteht in der Regel auch kein weiterer Handlungsbedarf.

Wenn die in der Apotheke gemessenen Werte jedoch bei 140/90 mmHg oder höher liegen, sollten Sie einen Arzt aufsuchen. Denn nur der Arzt kann zuverlässig abklären, ob bei Ihnen eine Hypertonie vorliegt. Anhand der Untersuchungsergebnisse wird er gemeinsam mit Ihnen die weitere Vorgehensweise planen und Ihren Gesundheitszustand überwachen.

Der Arztbesuch

Sicherlich wurde Ihr Blutdruck schon einmal von einem Arzt gemessen. Denn die Blutdruckmessung gehört bei vielen Erkrankungen zur Standarduntersuchung. In der Regel misst der Arzt einmal an einem Oberarm. Diese Vorgehensweise ist durchaus normal. Da Ihr Arzt nicht in Sie hineinschauen kann, »sucht« er den Grund für die Erkrankung, mit der Sie zu ihm gekommen sind. Dazu muss er mehrere mögliche Symptome überprüfen. Alle Prüfergebnisse zusammen führen zur Diagnose. In diesem Fall ist die Blutdruckkontrolle lediglich ein kleines Mosaiksteinchen im Gesamtbild und wird – sofern die Werte nicht auffällig sind – nicht weiter verfolgt werden.

Es geht um Ihre Gesundheit

Ganz anders sollte ein Arzt jedoch vorgehen, wenn Sie zu ihm mit dem Anliegen kommen, Ihren Blutdruck zu messen und bei Bedarf behandeln zu lassen. Misst er dann ebenfalls nur kurz an einem Oberarm und teilt Ihnen leicht erhöhte Werte mit, ohne sich weiter um Ihren Blutdruck zu kümmern, sollten Sie besser den Arzt wechseln. Denn dieses Vorgehen bringt Ihnen nicht mehr Sicherheit über Ihre tatsächlichen Blutdruckwerte als die Messung in der Apotheke.
Ähnlich wie Manager leiden auch Ärzte häufig unter Zeitmangel. Tritt dann noch der – allerdings seltene – Fall auf, dass der Arzt Bluthochdruck eher als eine Bagatellerkrankung ansieht, wird er nicht sehr motiviert sein, eine gründlichere Untersuchung durchzuführen. Sie als Patient haben aber ein Recht darauf, mit Ihrem Anliegen ernst genommen zu werden, und dieses Recht können Sie einfordern – schließlich geht es um Ihre Gesundheit und sonst um nichts.

Richtlinien und Unterschiede

Selbstverantwortung für die eigene Gesundheit zu übernehmen heißt auch zu wissen, welche »Behandlung« einem zusteht. Nur wer diese Informationen hat, kann als gleichberechtigter Partner des Arztes auftreten, kompetent nachfragen, gut mitarbeiten und angemessen reagieren. Diese Buch orientiert sich weitgehend an den Leitlinien der *Deutschen Liga zur Bekämpfung des hohen Blutdruckes e.V.* und wurde durch die Informationen und Vorgehensweisen ergänzt, die heute bei einer ärztlichen Untersuchung und Behandlung selbstverständlich sein sollten.
Leitlinien werden von Fachgesellschaften erstellt und stellen eine Art Richtschnur für Ärzte dar, an der sie sich orientieren können, wie eine optimale Bluthochdruckuntersuchung und -behandlung durchgeführt werden sollte. Selbstverständlich fließen bei jedem Arzt sein Wissen, seine Vorlieben und Erfahrungswerte in die Untersuchungen und Therapieentscheidungen mit ein. Im Laufe der Jahre entwickelt jeder Arzt auf diese Weise einen individuellen »Stil«. Deshalb werden Sie von Arzt zu Arzt Unterschiede in der Vorgehensweise finden. Und das ist gut so. Denn genau das macht die Medizin »menschlich« und lässt Ärzten die Freiheit, so individuell vorzugehen und zu behandeln, wie die Menschen und ihre Beschwerden nun einmal sind.
Aber ein individueller »Stil« heißt nicht, dass jeder Arzt beliebig verfahren und nach Gutdünken untersuchen oder therapieren kann. Er sollte sich weitgehend an die Vorgehensweise halten, die als Standard angesehen wird. Diese Standards werden von den jeweiligen Fachgesellschaften und den Wissenschaftlern und Ärzten, die sich hier zusammengeschlossen haben, in Form der Leitlinien erarbeitet. Und diesen Standard können und sollten Sie von jedem Arzt erwarten.

Der Gang zum Hausarzt

Der richtige Ansprechpartner für die Untersuchung und Behandlung Ihres Blutdrucks ist der Allgemeinmediziner oder Internist. Wenn Sie bereits einen Hausarzt Ihres Vertrauens haben, sollte Ihr erster Weg Sie natürlich zu diesem führen. Er kennt Ihre Krankengeschichte und weiß, wie es um Ihren Blutdruck steht. Bei ihm können Sie nachfragen und mit ihm gemeinsam die weitere Vorgehensweise planen und besprechen.
In unserer mobilen Gesellschaft haben Menschen jedoch oft keinen Hausarzt mehr. Den richtigen Arzt zu finden ist nicht immer einfach, weil es keine objektiven Kriterien gibt, an denen man sich bei der Arztwahl orientieren könnte. Auch auf Empfehlungen kann man sich nur begrenzt verlassen. Denn ein gutes Arzt-Patienten-Verhältnis ist und bleibt eine sehr individuelle Sache. Trotz aller Individualität gibt es jedoch einige Punkte, an denen Sie erkennen können, ob Sie eine gute oder weniger gute Arztwahl getroffen haben.

Das Erstgespräch

Bereits das Erstgespräch gibt Ihnen wichtige Anhaltspunkte, wie sich Ihr Verhältnis zu diesem Arzt gestalten wird. Nimmt sich der Arzt Zeit für Ihr gesundheitliches Problem? Hört er Ihnen aufmerksam zu? Nimmt er Sie ernst? Diese Fragen sollten Sie mit »Ja« beantworten können, denn sie stellen die Grundlage für Ihre weitere Zusammenarbeit mit diesem Arzt dar. Außerdem ist es wichtig, dass das Erstgespräch vertrauensvoll abläuft und Sie den Eindruck gewinnen, dass Sie diesem Arzt Ihre Gesundheit anvertrauen können. Hören Sie dabei ruhig auf Ihr »Gefühl«. Es ist ein besserer Ratgeber als alle noch so gut gemeinten Ratschläge. Dieses »Gefühl des Vertrauens« ist wesentlich für alle weiteren Behandlungen. Denn Sie werden Anweisungen und Hilfestellungen eines Arztes nur dann annehmen können, wenn Sie davon überzeugt sind, dass er immer zu Ihrem Wohl handelt – und dafür auch die Kompetenz besitzt.

Die Anamnese

Wenn Sie zum ersten Mal zu einem Arzt gehen, sind Sie für ihn im wahrsten Sinne des Wortes ein unbeschriebenes Blatt. Um dies zu ändern, muss er Sie kennen lernen, und zwar den Teil von Ihnen, der mit Ihrer Gesundheit und Krankheit zu tun hat. Dieses medizinisch orientierte »Kennenlernen« wird in der medizinischen Fachsprache Anamnese genannt. Bei der Anamnese ist der Arzt ausschließlich auf Ihre Mitarbeit und Ihre Vorbereitung angewiesen. Nur Sie können ihm die Fragen beantworten, die er für die erste Einschätzung Ihres Gesundheitszustands braucht. Und je besser Sie darauf vorbereitet sind, umso genauer können Sie seine Fragen beantworten und damit Kompetenz zeigen (siehe dazu auch Liste auf Seite 38 und 39).

Vorbereitung zur Blutdruckuntersuchung

Nach dem Erstgespräch geht es weiter zur Blutdruckmessung. Dazu wird der Arzt Sie zunächst bitten, in einem ruhigen Nebenraum Platz zu nehmen. Machen Sie sich keine Sorgen, wenn in den nächsten fünf Minuten nichts weiter geschieht. Der Sinn Ihres Aufenthaltes in diesem Raum und einer mindestens fünf-

Diese Fragen stellt Ihnen Ihr Arzt

- Anlass des Arztbesuches
  Sagen Sie dem Arzt, dass Sie Ihren Blutdruck untersuchen lassen möchten. Wenn Sie zuvor Ihren Blutdruck in der Apotheke messen ließen oder durch Selbstmessung erhöhte Werte festgestellt haben, teilen Sie ihm diese Werte mit.
- Bluthochdruck in der Familie
  Mit dieser Frage klärt der Arzt ab, ob bei Ihnen eine genetische Prädisposition vorliegt. Fragen Sie vor dem Arztbesuch bei Verwandten ersten Grades – Eltern und Geschwistern – nach, wer an Bluthochdruck leidet. Gut ist es außerdem, wenn Sie wissen, wie der Blutdruck Ihrer Großeltern war.

- Krankengeschichte
  Der Arzt braucht alle Informationen zu Ihren Krankheiten, damit er sich einen möglichst genauen Eindruck über Ihren Gesundheitszustand bilden kann. Machen Sie sich eine Liste mit allen Operationen und gesundheitlichen Problemen, die Sie in der Vergangenheit hatten oder zurzeit noch haben. Vergessen Sie nicht zu notieren, in welchem Jahr eine Operation durchgeführt oder wann bei aktuellen Erkrankungen – wie Diabetes oder einer Allergie – die entsprechende Diagnose gestellt wurde. Haben Sie Röntgenbilder oder andere Unterlagen zu Hause, bringen Sie diese zu Ihrem ersten Termin beim Arzt mit.

- Medikamente
  Eine ganz wichtige Information für Ihren Arzt sind alle Fragen zu Medikamenten. Einerseits kann er dadurch abschätzen, ob vielleicht ein Medikament die Ursache Ihres Bluthochdrucks sein könnte. Anderer-

seits sind diese Informationen für ihn wichtig, da es bei Medikamenten zu Wechselwirkungen kommen kann. Wenn Sie Medikamente einnehmen, notieren Sie sich die Namen der Medikamente, ebenso von allen Arzneimitteln, die Sie in der Apotheke ohne Rezept kaufen und verwenden. Schreiben Sie dann noch auf, in welcher Dosierung Sie aktuelle Medikamente einnehmen. Haben Sie in der Vergangenheit Medikamente eingenommen, die Sie nicht vertrugen oder die bei Ihnen starke Nebenwirkungen hervorgerufen hatten? Notieren Sie auch diese. So gründlich vorbereitet sind Sie bestens gerüstet.

- Ernährung und Genussmittel
  Natürlich wird Ihren Arzt auch interessieren, wie Sie sich hauptsächlich ernähren, wie viel Kaffee und Alkohol Sie trinken und ob bzw. wie viel Sie rauchen. Da viele Menschen wissen, dass sie sich in diesem Bereich nicht gesundheitsbewusst verhalten, mogeln sie ein wenig bei ihren Antworten. Doch denken Sie daran: Ihr Arzt ist nicht Ihr Richter, sondern er braucht ehrliche Antworten, damit er Ihnen mit der effektivsten Methode helfen kann.

- Bewegungsverhalten und Stress
  Da es um Ihren Blutdruck geht, wird der Arzt Sie auch nach Ihren sportlichen Aktivitäten und bestehenden beruflichen oder privaten Belastungen fragen. Es ist weder nötig noch angebracht, eine berufliche Stresssituation bis ins Detail zu schildern. Wichtig ist aber, dass Sie in groben Zügen die Situation, in der Sie sich zurzeit befinden, dem Arzt erzählen.

minütigen Ruhepause ist, dass Sie zur Ruhe kommen und damit möglichst viele Fehlerquellen bei der Blutdruckmessung ausgeschaltet werden. Denn jede Belastung, selbst ein Gespräch, könnte die Messergebnisse verfälschen.

Die Blutdruckmessung

Nach der Ruhepause erfolgt die erste Messung an einem Ihrer Oberarme, in der Regel am linken. Der Blutdruck sollte in sitzender Position gemessen werden. Entweder wird die Blutdruckmessung vom Arzt selbst oder von einer speziell ausgebildeten Arzthelferin vorgenommen. Es folgt eine weitere Ruhepause von ein bis zwei Minuten. Danach wird Ihr Blutdruck am anderen Oberarm gemessen. Nach einer weiteren ein- bis zweiminütigen Ruhepause erfolgt die dritte und letzte Messung an dem Arm, an dem die Messung begonnen wurde.
In der Arztpraxis wird der Blutdruck in der Regel nach der standardisierten Methode nach Riva-Rocci, durch Abhören der so genannten Korotkoff-Geräusche gemessen. Einige Praxen verfügen heute bereits über vollautomatische Blutdruckmessgeräte, die die Messung sehr viel komfortabler machen und genau so zuverlässig sind.

RR steht für Riva-Rocci

Sehr häufig hört und liest man RR im Zusammenhang mit Blutdruck. RR steht als Abkürzung für Riva-Rocci, dem Erfinder der Blutdruckmessung mit der Oberarmmanschette. Zu Ehren des italienischen Arztes wird der Blutdruck häufig als RR bezeichnet.

Nach der Messung

Nach der Blutdruckmessung wird der Arzt Sie noch einmal ins Sprechzimmer bitten, Ihnen die Messwerte mitteilen und mit Ihnen die weitere Vorgehensweise besprechen. Liegen Ihre Blutdruckwerte über 140/90 mmHg, jedoch unter 180/110 mmHg, sollte zur Überprüfung der Blutdruckwerte ein zweiter Termin vereinbart werden, an dem die geschilderte Messprozedur zur Absicherung der Werte wiederholt wird.

Der zweite Termin

Nach der Blutdruckmessung beim zweiten Arzttermin haben Sie Klarheit darüber, ob Ihr Blutdruck erhöht ist oder nicht. Und Sie wissen nun, wie schwer Ihre Hypertonie ist. Die meisten Betroffenen haben Schweregrad I-II, das heißt, einen leichten bis mittelschweren Bluthochdruck. Nur ganz wenige Menschen weisen Schweregrad III auf.

Wie geht es weiter? Die Antwort auf diese Frage hängt davon ab, wie hoch Ihre gemessenen Blutdruckwerte sind. Liegen sie unter 140/90 mmHg, braucht Ihr Arzt nichts weiter zu unternehmen. Um weiterhin blutdruckgesund zu bleiben, ist es aber ratsam, dass Sie alle vermeidbaren Risikofaktoren für Bluthochdruck reduzieren. Wie dies zu schaffen ist, können Sie in Kapitel 3 und 4 nachlesen.

Blutdruckwerte ab 140/90 mmHg

Liegen Ihre Blutdruckwerte zwischen 140/90 mmHg und unter 160/100 mmHg haben Sie eine leichte Hypertonie, die zunächst nicht mit Medikamenten behandelt werden muss. Ihr Arzt wird Ihnen empfehlen, Ihren Blutdruck regelmäßig selbst zu messen und diese Werte in ein Blutdrucktagebuch einzutragen

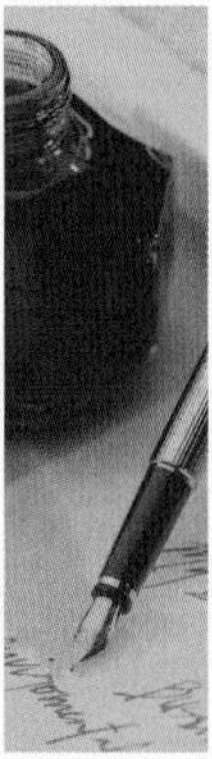

Checkliste

Im Überblick: Die Blutdruckmessung in der Arztpraxis

- **Erstgespräch / Anamnese**
  Ihre gute und gründliche Vorbereitung erleichtert dem Arzt die Arbeit und gibt Ihnen Kompetenz.
- **Vorbereitung zur Blutdruckmessung**
  Eine 5-minütige Ruhezeit lässt Sie und Ihren Blutdruck zur Ruhe kommen und liefert zuverlässigere Messwerte.
- **Erste Blutdruckmessung**
  Sie erfolgt an beiden Oberarmen in sitzender Position. Dabei sollten Sie möglichst nicht sprechen und gleichmäßig weiteratmen. Insgesamt wird dreimal gemessen. Zwischen jeder Messung ist eine 1- bis 2-minütige Pause notwendig.
- **Mitteilung der Messergebnisse**
  Der Arzt teilt Ihnen die Messergebnisse mit und bespricht mit Ihnen die weitere Vorgehensweise. Liegen die Blutdruckwerte im Grenzbereich, wird er Sie zu einer zweiten Blutdruckmessung einbestellen.
- **Der zweite Termin**
  Erst die Blutdruckmessung zu einem weiteren Termin gibt diagnostische Klarheit. Da der Blutdruck stark schwanken kann, ist dieser 2. Termin notwendig. Jetzt kann der Arzt genauer sagen, wie es um Ihren Blutdruck bestellt ist.
- **Planung der weiteren Vorgehensweise**
  Ist Ihr Blutdruck grenzwertig oder liegt bereits eine Hypertonie vor, wird der Arzt Ihnen zum Kauf eines Blutdruckmessgeräts zur Selbstmessung raten. Fragen Sie gezielt nach, welche Geräte er Ihnen empfehlen kann und lassen Sie sich einen Blutdruckpass mitgeben.
- **Vereinbarung eines neuen Termins**
  Der Arzt wird Ihnen zur Umstellung Ihrer Lebensweise raten und mit Ihnen einen neuen Termin vereinbaren. Klären Sie mit Ihm ab, dass Sie zu diesem Termin Ihr neu erstandenes Messgerät mitbringen und von ihm »eichen« lassen.

(siehe hierzu Blutdruckselbstmessung, Seite 58). Darüber hinaus wird er Ihnen den Rat geben, Ihre Lebensweise zu verändern. Wertvolle Hilfen und Tipps, wie Sie diesen Rat in die Realität umsetzen können, finden Sie in Kapitel 3 und 4.

Blutdruckwerte ab 160/100 mmHg

Ihr Bluthochdruck hat bereits den Schweregrad II oder sogar Schweregrad III. Nun reicht es nicht mehr aus, die Risikofaktoren mit allgemeinen Maßnahmen zu senken, sondern Ihr Arzt wird Ihnen ein blutdrucksenkendes Medikament verschreiben, um das Risiko für Folgeschäden zu reduzieren. Je nach Blutdruckhöhe kann es sogar notwendig sein, dass Sie mehrere Medikamente gleichzeitig einnehmen müssen. Allerdings nützen die besten Medikamente nur so viel, wie Sie diese regelmäßig einnehmen und alle Risikofaktoren ausschalten, die Ihren Blutdruck in die Höhe treiben. Eine regelmäßige Blutdruckkontrolle, von Ihnen selbst täglich und von Ihrem Arzt in regelmäßigen Abständen durchgeführt, sollte zur Selbstverständlichkeit gehören.

Ihr Arzt als Wegweiser im Spezialistendschungel

Ab Schweregrad II ist es sinnvoll, genau zu untersuchen, ob in der Vergangenheit bereits Folgeschäden durch Ihren erhöhten Blutdruck entstanden sind. Denn auch hier gilt: je früher etwaige Schäden erkannt werden, umso besser können sie behandelt oder an ihrem Fortschreiten gehindert werden. Deshalb werden Sie von Ihrem Arzt je nach Verdacht an Fachärzte zu weiteren Untersuchungen überwiesen werden.

- Augenarzt
  Er prüft mit einer Augenspiegelung, ob sich Ihr Augenhintergrund verändert hat.

- Kardiologe
  Mit einer Echokardiographie wird Ihr Herzmuskel untersucht, um festzustellen, ob eine Herzmuskelverdickung vorliegt.
- Angiologe
  Er kann mit Ultraschall die großen Adern untersuchen und damit eine bestehende Arteriosklerose oder Verengungen der Arterien feststellen oder aber ausschließen.
- Nephrologe
  Nephrologen haben sich auf die Untersuchung und Behandlung von Nieren spezialisiert. Meist reichen Blut- und Urintests sowie eine Ultraschalluntersuchung aus, um eine zuverlässige Aussage über den Gesundheitszustand Ihrer Nieren treffen zu können.

Das Gesamtbild bringt die Entscheidung

Um das Risiko für eine der gefürchteten Folgeerkrankungen zu reduzieren und eine für Sie optimale Behandlung zu finden, wird Ihr Arzt nicht nur Ihren Blutdruck messen oder Sie von Spezialisten durchleuchten lassen, sondern auch eine Blutuntersuchung durchführen.

Diese Untersuchung dient zur Überprüfung weiterer wichtiger Risikofaktoren für Arteriosklerose, Herzinfarkt und Schlaganfall: die Höhe der Werte des Blutzuckers, des LDL-Cholesterins, des HDL-Cholesterins und der Triglyzeride.

Liegen dem Arzt alle Daten und Werte vor, kann entschieden werden, wie Ihr individuelles Risiko – beispielsweise das für einen Herzinfarkt – am besten gesenkt und das Fortschreiten bereits bestehender Erkrankungen oder einer Arteriosklerose verhindert werden können.

Sie selbst müssen handeln

Die Therapie des Bluthochdrucks ist in der Regel eine lebenslange Behandlung. Sie müssen also über viele Jahre hinweg mit Ihrem Arzt zusammenarbeiten. Dabei kommt dem Arzt die Rolle des fachlichen Beraters, des Fachmanns in allen medizinischen Fragen zu. Auch ist er derjenige, der Sie sicher durch den Dschungel von Fachärzten und Spezialisten führen wird, die gegebenenfalls hinzugezogen werden müssen. Aber selbst der beste Arzt kann Ihnen die Verantwortung für Ihr eigenes Handeln nicht abnehmen. Er kann Sie beraten und behandeln, die eigentliche »Arbeit« der Therapie müssen Sie jedoch selbst jeden Tag konsequent leisten und durchführen. Und niemand anders als Sie selbst wird von Ihren Handlungen profitieren – oder eben auch die Konsequenzen zu tragen haben.

Medikamente senken den Blutdruck

Die medikamentöse Behandlung des Bluthochdrucks mit so genannten Antihypertensiva – blutdrucksenkenden Medikamenten – ist fast immer eine Langzeitbehandlung, die in der Regel lebenslang durchgeführt werden muss. Besonders jüngere Menschen haben oft Probleme, diese Tatsache zu akzeptieren und nehmen die Medikamente nach einiger Zeit nicht mehr ein.

Viele Hypertoniker sind besorgt, dass die langfristige Einnahme eines oder mehrerer blutdrucksenkender

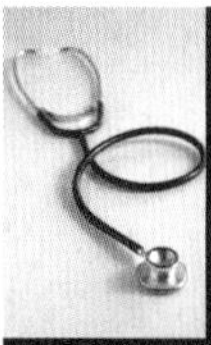

Nur eine dauerhafte und regelmäßige Einnahme der Medikamente garantiert den Erfolg der Behandlung. Verändern Sie nicht eigenmächtig die Dosierung Ihrer Medikamente, sondern sprechen Sie, wenn Nebenwirkungen auftreten, sofort mit Ihrem Arzt darüber.

Medikamente schädlich für Organe wie Nieren oder Leber sein könnte. Die gute Nachricht ist hier, dass dies – bis auf ganz seltene Ausnahmen – nicht der Fall ist, da die gesetzlich vorgeschriebenen Sicherheitsanforderungen für Medikamente außerordentlich hoch sind. Auch machen Blutdrucksenker weder süchtig noch abhängig. Sie jedoch nicht regelmäßig einzunehmen, kann schreckliche Folgen haben.

Beschwerden sind lästig, aber harmlos

Viel häufiger als ernste Nebenwirkungen sind dagegen subjektive Beschwerden wie Mundtrockenheit, Kopfschmerzen, Herzklopfen, Abgeschlagenheit und Müdigkeit. Ein besonderes Problem stellen Potenzstörungen dar, die durch blutdrucksenkende Medikamente verursacht oder verstärkt werden können.

Diese leichteren Nebenwirkungen können zwar sehr unangenehm sein; in der Regel sind sie jedoch harmloser Natur und verschwinden nach Absetzen oder Erniedrigung der Dosis. Ihr Arzt wird immer darum bemüht sein, das für Sie am besten geeignete Medikament auch nach dem zu erwartenden »Nebenwirkungsprofil« auszuwählen. Allerdings braucht es manchmal etwas Zeit, bis eine optimale Therapie gefunden ist. Deshalb sollten Sie nie ohne Absprache mit dem Arzt Ihre Medikation verändern.

Neues Medikament? Das müssen Sie beachten!

Jeder Mensch reagiert auf Medikamente anders. Auch wenn die Sicherheit der heute zur Verfügung stehenden Medikamente sehr hoch ist, ist nicht auszuschließen, dass Sie ein neu verordnetes Medikament nicht vertragen. Daher sollten Sie es zunächst unter ärztlicher Beobachtung einnehmen oder in einer sicheren Umgebung, am besten abends zu Hause. Auf keinen Fall sollten Sie nach erstmaliger Einnahme Auto fahren oder sich anderen Gefahren aussetzen. Mit Alkohol sollten Sie in jedem Fall sehr zurückhaltend sein. Besonders in der Anfangszeit muss der Blutdruck häufiger kontrolliert werden, damit Ihr Arzt den Behandlungserfolg überprüfen kann.

Übersicht über die Medikamentenklassen

Dem Arzt steht heute eine fast unüberschaubare Vielzahl von blutdrucksenkenden Medikamenten zur Verfügung. Doch die Vielfalt täuscht. Denn die vielen unterschiedlich aussehenden Präparate gehören nur zu sieben Medikamentenklassen.

Wie kann nun Ihr Arzt entscheiden, welches Präparat für Sie besonders geeignet ist? Neben seinen persönlichen Erfahrungen und den Angaben aus der Anamnese wird er auf die Leitlinien von Fachgesellschaften wie der *Deutschen Liga zur Bekämpfung des hohen Blutdrucks e.V.* zurückgreifen, in denen er nachlesen kann, welche Medikamente in welcher Reihenfolge und Kombination eingesetzt werden können.

Hier werden keine Namen von Medikamenten genannt, sondern die Bezeichnungen der Wirkstoffgruppen wie Diuretika, Beta-Blocker, ACE-Hemmer, Kalziumantagonisten und AT1-Antagonisten, damit keine Werbung für ein Präparat oder eine Firma betrieben wird. Welchen Wirkstoff der Arzt aus dieser Auswahl jedoch einsetzt, liegt in seinem Ermessen.

Diuretika (harntreibende Medikamente)

Die so genannten Diuretika verursachen eine verstärkte Ausscheidung von Salz und Wasser. Zusätzlich haben sie eine gefäßerweiternde Wirkung. Subjektive Beschwerden sind bei der Einnahme dieser Medikamentengruppe recht selten. Eine Überprüfung Ihres Kaliumwerts im Serum und Ihrer Nierenfunktion ist anfangs und später gelegentlich erforderlich, da der Kaliumspiegel absinken kann. Hier kann Ihr Arzt, je nach Nierenfunktion, auch ein Präparat einsetzen, das den Kaliumsiegel neutral hält, man spricht von kaliumsparenden Diuretika.

Sollten Sie bereits nierenkrank sein, muss Ihr Arzt auf stärkere Diuretika zurückgreifen (»Schleifen-Diuretika«). Durch die Einnahme von Diuretika in hoher Dosierung können die Blutfette und die Harnsäure ansteigen. Diese Werte sollten gelegentlich kontrolliert werden.

Beta-Blocker

Beta-Blocker sind ein wichtiger Bestandteil der medikamentösen Hochdrucktherapie. Ihre blutdrucksenkende Wirkung setzt langsam ein und erreicht ihre volle Wirksamkeit erst nach etwa ein bis zwei Wochen Anwendungsdauer.

Beta-Blocker blockieren die ß-Rezeptoren am Herzen und haben zusätzlich eine Wirkung auf die Kreislaufregulation im Gehirn. Auf diesen Wegen schalten sie das Herz auf »Schongang«, der Puls wird langsamer. Dies ist ein erwünschter Effekt und sollte Sie keineswegs beunruhigen. Erst bei einem Puls von weniger als 50 Schlägen pro Minute oder einem unregelmäßigen Puls sollten Sie Ihren Arzt konsultieren. Wahrscheinlich ist dann eine Dosisanpassung erforderlich.
Eine ernst zu nehmende Nebenwirkung ist die Verengung der Atemwege bei Patienten mit bereits bestehenden chronischen Lungenerkrankungen wie Asthma oder chronischer Bronchitis. Deshalb sollten diese Patienten keine Beta-Blocker einnehmen.

Kalziumantagonisten

Alle zu dieser Wirkstoffklasse gehörenden Medikamente setzen den Gefäßwiderstand durch eine Gefäßerweiterung herab und senken dadurch den Blutdruck.
Chemisch gesehen gibt es bei den Kalziumantagonisten drei verschiedene Gruppen, die sich aber für die Blutdruckbehandlung nur gering in ihrer Wirkung unterscheiden. Gerade ältere Hypertoniker profitieren vom Einsatz eines Kalziumantagonisten, wobei hier besonders langwirksame Präparate zum Einsatz kommen sollten. Bei fortgeschrittener Angina pectoris und in den ersten Wochen nach einem Herzinfarkt sind kurzwirksame Kalziumantagonisten dagegen nicht erlaubt.

ACE-Hemmer

ACE-Hemmer sind heute ein wichtiges Standbein der Hochdrucktherapie. Die Hemmung des Angiotensin-

Konversions-Enzyms (ACE) führt zur Blutdrucksenkung. Zum einen bewirken diese Substanzen eine Gefäßerweiterung, zum anderen wird die Bildung des Hormons Aldosteron gehemmt, so dass weniger Natrium und Wasser von der Niere zurückgehalten werden. Beide Mechanismen tragen zur Blutdrucksenkung bei.
Diese Substanzen sind ausgesprochen nebenwirkungsarm, abgesehen von einem manchmal lästigen Reizhusten. Gelegentlich werden Störungen der Nierenfunktion beobachtet.

Angiotensin-Rezeptor-Antagonisten (AT1-Antagonisten)

Diese neuere Medikamentenklasse wurde erst vor einigen Jahren für die Behandlung des hohen Blutdrucks zugelassen. Auch diese Substanzen hemmen die Wirkungen des Renin-Angiotensin-Systems. Ihre Wirkung ist in vielen Punkten mit den ACE-Hemmern vergleichbar. Nur scheint die Verträglichkeit dieser neuen Medikamente sogar noch besser zu sein.

Vasodilatatoren (Gefäßerweiterer)

Direkte Gefäßerweiterer erreichen sofort ihre volle Wirkung. Sie lassen die glatte Gefäßmuskulatur erschlaffen, und zwar besonders im Bereich der Arteriolen. Dadurch wird der Widerstand im Gefäß gesenkt und der Blutdruck fällt ab.
Diese schon lange gebräuchliche Stoffklasse wird heute nur noch selten eingesetzt, da sie einerseits rasch ihre Wirkung einbüßt und eine Reihe von Nebenwirkungen wie beispielsweise Wassereinlagerung oder Hautausschlag hat. Meist ist auch die gleichzeitige Gabe eines

Am besten lassen Sie sich von Ihrem Arzt einen genauen Medikamentenplan erstellen, damit es nicht zu Missverständnissen kommt. Änderungen der Therapie sollten Sie niemals eigenmächtig, sondern nur nach Rücksprache mit Ihrem Arzt vornehmen.

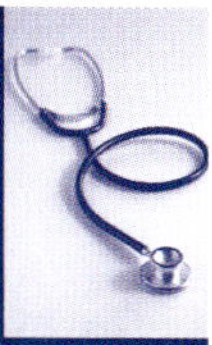

Beta-Blockers notwendig, da es unter Vasodilatatoren zu einer Pulsbeschleunigung kommt. Diese Substanzen eignen sich daher nur für die Kombinationsbehandlung.
Zu den Gefäßerweiterern gehören auch die Alpha-Blocker. Sie haben eine stark gefäßerweiternde Wirkung. Vor kurzem wurde jedoch durch eine Studie nachgewiesen, dass sie bei Patienten mit Herzschwäche nachteilig sein können. Deshalb werden sie nur noch für die Kombinationstherapie empfohlen.

Zentral wirksame Blutdrucksenker

Diese Substanzen hemmen die Funktion des Sympathikus auf der Ebene des Zentralnervensystems. Die Wirkungen auf den Kreislauf sind vielfältig und manchmal schwer vorhersagbar. Einige vermindern den Pulsschlag, so dass insbesondere bei Kombination mit Beta-Blockern Vorsicht geboten ist. Besonders nachts kann der Puls stark abfallen. Subjektiv klagen viele Hypertoniker über Mundtrockenheit und Müdigkeit. Um diese Nebenwirkungen zu reduzieren, werden sie meist in niedriger Dosierung in Kombination mit anderen Blutdruckmitteln eingesetzt oder im Notfall, um sehr hohen Blutdruck schnell zu senken. Bei einem abrupten Absetzen der Mittel kann es zu gefährlichen Blutdrucksteigerungen kommen.

Die Kombinationstherapie

Bei schwerer Hypertonie ist oftmals eine Kombination zweier oder sogar mehrerer Medikamente erforderlich, um eine gute Absenkung des Blutdrucks zu erreichen. Jedoch sind nicht alle Kombinationen geeignet. Beispielweise können Beta-Blocker in Kombination mit manchen Kalziumantagonisten zu einer Störung der Herzerregung führen – eine ernst zu nehmende Komplikation. Auch bei Patienten mit Nierenschwäche können nicht alle Medikamente frei kombiniert werden; so können z. B. ACE-Hemmer zusammen mit kaliumsparenden Diuretika eine bedrohliche Erhöhung des Kaliumspiegels im Blut verursachen. Häufig werden für die Therapie des Hochdrucks auch fixe Kombinationen aus mehreren der genannten Wirksubstanzgruppen verwendet. In jedem Fall sollten Sie die Planung und Steuerung einer Kombinationstherapie Ihrem Arzt überlassen. Die Kombinationsbehandlung erfordert spezielle Kenntnisse der Medikamente, da die einzelnen Präparate unterschiedlich schnell wirken und auch eine unterschiedlich lange Wirkungsdauer haben. Eine wichtige Frage ist daher auch die Verteilung der Gaben über den Tag. Bei nächtlich erhöhtem Blutdruck ist es manchmal notwendig, ein blutdrucksenkendes Medikament in den späten Abendstunden oder vor dem Schlafengehen einzunehmen. Wenn Sie also mehr als eine Pille einnehmen, sollten Sie unbedingt mit Ihrem Arzt besprechen, zu welchen Zeitpunkten Sie Ihre Medikamente einnehmen sollen.

Hilfe aus der Natur

Viele Menschen würden lieber pflanzliche Mittel (Phytopharmaka) gegen ihren Bluthochdruck einnehmen, weil sie der Ansicht sind, dass diese besser

verträglich seien. Doch auch die Natur ist nicht immer so harmlos, wie man allgemein annimmt. Rhododendronblätter, die in manchen Präparaten zu finden sind, entfalten beispielsweise ihre blutdrucksenkende Wirkung über Grayanotoxine, die sehr giftig sind und zu Übelkeit und Erbrechen bis hin zu Muskel- und Atemlähmungen führen können.
Phytopharmaka bei Hypertonie einzunehmen sollte sich zudem ausschließlich auf grenzwertige bis leicht erhöhte Blutdruckwerte beschränken, da sie nur über eine leichte blutdrucksenkende Wirkung verfügen. Erhältlich sind Präparate, die aus der getrockneten Indischen Schlangenwurzel *(Rauwolfia serpentina)* hergestellt werden. Diese enthält neben 50 verschiedenen Alkaloiden auch Reserpin, eines der ältesten Antihypertensiva, das aber bereits bei leichter Überdosierung zu massiven Nebenwirkungen wie Depressionen, Müdigkeit oder Potenzstörungen führen kann. Rauwolfia-Präparate sollten deshalb immer mit größter Vorsicht eingenommen werden.
Auch Mistelkraut wird eine blutdrucksenkende Wirkung nachgesagt. Und die italienische Volksmedizin schwört auf die getrockneten Blätter des Ölbaums. Jedoch fehlt bisher jeder wissenschaftliche Beweis, dass diese Mittel tatsächlich den Blutdruck senken.
Dieser Beweis ist bisher nur für Knoblauchpulver-Präparate erbracht worden. Die Einnahme von Knoblauchpulver-Dragees senkt, so die Ergebnisse mehrerer wissenschaftlicher Studien, nachweislich den Blutdruck. Außerdem konnten die Wissenschaftler für diese Präparate eine eindeutige Cholesterinsenkung nachweisen. Deshalb empfehlen sie die Einnahme von Knoblauchpräparaten nicht nur zur Blutdrucksenkung, sondern auch als wirksamen Schutz vor Arteriosklerose.

Regelmäßige Medikamenteneinnahme

Von zentraler Bedeutung für eine gute Blutdruckeinstellung sind die regelmäßige Einnahme der vom Arzt verschriebenen Medikamente und eine regelmäßige Blutdruckmessung, die Sie selbst durchführen sollten. Weder das eine noch das andere kann Ihnen jemand abnehmen – selbst der beste Arzt nicht.

Für die korrekte Durchführung der Behandlung sind ausschließlich Sie selbst verantwortlich. Sie sind derjenige, der handeln kann und handeln muss, wenn Sie gesund werden und bleiben möchten. Natürlich ist es nicht sehr angenehm, jeden Tag Tabletten einzunehmen und immer an die Einnahme denken zu müssen. Aber es gibt einen einfachen Trick, sich hier das Leben zu erleichtern: die Einnahmeroutine.

Einnahmeroutine

Wissenschaftliche Studien belegen es: der häufigste Grund, weshalb Medikamente nicht regelmäßig eingenommen werden, ist das Vergessen. Sie zeigen aber auch, dass Menschen die Medikamenteneinnahme nicht vergessen, wenn sie sich eine Einnahmeroutine aufgebaut haben. Das funktioniert wie beim Zähneputzen. Wenn Sie jeden Morgen und Abend zu einer bestimmten Zeit Ihre Zähne putzen, vergessen Sie es nicht und lassen es auch nicht ausfallen – etwa weil Sie gerade keine Lust dazu haben. Denn Gewohnheiten entlasten und lassen den »inneren Schweinehund« verstummen (lesen Sie mehr zum Thema »innerer Schweinehund« in Kapitel 3 ab Seite 82).

Gewöhnen Sie sich an, Ihre Medikamente immer zur gleichen Zeit einzunehmen und die Einnahme an bereits bestehende, in Ihrem Leben fest integrierte Abläufe zu koppeln, etwa zum Frühstück oder Abendbrot oder vor dem Zähneputzen, je nachdem, zu welcher Zeit Sie die Medikamente einnehmen müssen.

Verlaufskontrolle

Wahrscheinlich müssen Sie die vom Arzt verordneten blutdrucksenkenden Medikamente ein Leben lang einnehmen. Aber wie hoch die Dosierung dieser Medikamente ausfallen muss und wie viele Sie einnehmen müssen, darauf können Sie ganz erheblichen Einfluss nehmen. Nämlich dann, wenn Sie es schaffen, zusätzlich alle veränderbaren Risikofaktoren so weit wie möglich auszuschalten. Je blutdruckgesünder Sie leben, umso weiter wird Ihr Blutdruck fallen und umso niedriger wird die Dosierung Ihrer Medikamente ausfallen.

Schummeln bringt nichts

Um die Dosierung der Medikamente richtig anpassen zu können, braucht Ihr Arzt zuverlässige Werte als Entscheidungsgrundlage. Diese kann er nur von Ihnen bekommen – und Sie können ihm diese nur dann vorlegen, wenn Sie Ihre Medikamente regelmäßig eingenommen und Ihren Blutdruck regelmäßig gemessen haben. Bringen Sie Ihre Aufzeichnungen oder Ihren Blutdruckpass immer zu den Arztterminen mit. Nützen Sie diese Termine auch dazu, auftretende Schwierigkeiten und Fragen mit Ihrem Arzt zu besprechen. Verheimlichen Sie ihm aber nicht, wenn Sie die Medikamenteneinnahme vergessen haben und dadurch der Blutdruck gestiegen ist. Denn Ihr Arzt kann Sie nur dann richtig beraten und behandeln, wenn er über unverfälschte Informationen verfügt.

Was kann ich für meine Gesundheit tun?

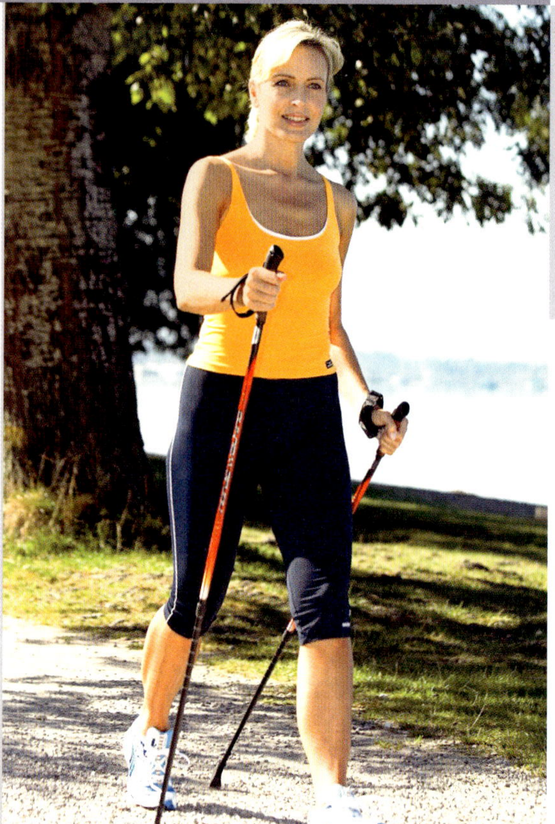

Gesundheit ist ein lebenslanges Projekt

Wer bis ins hohe Alter gesund bleiben möchte, muss sich aktiv für seine Gesundheit einsetzen. Dies gilt für alle Menschen, egal, ob sie Bluthochdruck oder Normalwerte haben. Um bluthochdruckbedingte Folgeerkrankungen zu verhindern, müssen die meisten Menschen nicht einmal Medikamente einnehmen – es reicht vollkommen aus, einen blutdruckgesunden Lebensstil zu führen.

Gesundheit ist wie ein Garten

Untersuchungen belegen es: über 90 Prozent aller Menschen wissen, dass sie für ihre Gesundheit selbst verantwortlich sind. Aber die meisten glauben, dass kurzfristige Maßnahmen ausreichen, um gesund zu bleiben. Eine dreitägige Blitzdiät soll die Pfunde für alle Zeit von der Hüfte zaubern, ein Gewaltmarsch den Kreislauf dauerhaft auf Trab bringen oder ein Gesundheitswochenende die Sünden von Jahren beseitigen.

Solche Maßnahmen sind ungefähr genau so sinnvoll, wie hin und wieder mit Hacke und Spaten im Garten zu wüten, um einen wunderschön gestalteten Garten zu bekommen. Ihre Gesundheit möchte ständig gepflegt und beachtet werden. Hierfür brauchen Sie Ausdauer und Durchhaltevermögen, keine Schnellschussaktionen. Doch im Gegensatz zu einem gepflegten Garten erhalten Sie für eine gesunde Lebensweise wenig Anerkennung und Lob von Ihren Mitmenschen, sondern werden »nur« mit Gesundheit belohnt, die für Sie bisher selbstverständlich war.

Sie haben Bluthochdruck!

Einen ersten, großen Schritt in Richtung Gesundheit haben Sie getan, wenn Sie für sich selbst akzeptieren und annehmen können, dass Sie Bluthochdruck haben. Viele Menschen wissen zwar, dass ihr Blutdruck erhöht ist, können diese Tatsache aber nicht akzeptieren, sondern machen sich selbst weis, dass dies »schon nicht so schlimm« sein wird. Ohne Zweifel kann Bluthochdruck über Jahre hinweg ignoriert werden. Davon geht er aber nicht weg, sondern setzt sein schändliches Werk im Verborgenen fort.

Gelingt es Ihnen jedoch zu akzeptieren, dass Sie Bluthochdruck haben, können Sie handeln und sich aktiv für Ihre Gesundheit einsetzen. Und schon für wenige Schritte und ein wenig Geduld wird Ihr Körper es Ihnen mit neuer Fitness, einer tollen Figur und mit sehr viel Lebensfreude danken! Sie werden nicht nur Ihren Blutdruck sicher in den Griff bekommen, sondern mit einer ganz neuen, lebensbejahenden Ausstrahlung durchs Leben gehen! Wissenschaftler haben es bewiesen und der Volksmund weiß es schon lange: geht es dem Körper gut, profitieren auch Geist und Psyche davon.

Blutdruck selbst messen

Als erstes müssen Sie sich Klarheit über Ihre realen Blutdruckwerte unter Alltagsbedingungen verschaffen. Dazu ist es notwendig, dass Sie zweimal täglich Ihren Blutdruck messen und ein Blutdrucktagebuch führen, in das Sie die gemessenen Werte eintragen. Machen Sie nicht den Fehler zu glauben, dass Sie sich die Werte über längere Zeit merken können. Erstens ist dies überflüssig und zweitens unmöglich. Nur über die aufgezeichneten Werte haben Sie eine exakte Kontrolle. Und über Tage und Wochen hinweg zeichnet sich dann ein ganz klares Bild ab. Sie werden deutlich erkennen können, in welchem Bereich Ihre Blutdruckwerte hauptsächlich liegen, das heißt, wie hoch Ihr Blutdruck tatsächlich ist, was ihn stabil hält oder in die Höhe treibt.

Weißkittelhypertonie

Ein bis heute nicht recht erklärbares Phänomen ist die Weißkittelhypertonie. Damit wird die Tatsache bezeichnet, dass manche Menschen immer dann einen erhöhten Blutdruck haben, wenn dieser vom Arzt oder vom ärztlichen Personal gemessen wird. Wenn sie hingegen selbst messen, weist ihr Blutdruck Werte im Normalbereich auf. Interessanterweise ist dies auch dann der Fall, wenn die Betreffenden angeben, sie seien beim Arztbesuch ganz entspannt und würden sich in der Praxis beim Blutdruckmessen wohl fühlen.

Das richtige Blutdruckmessgerät

Blutdruckmessgeräte für zu Hause sind heute ganz leicht zu bedienen. Fast alle Geräte erledigen die Prozedur des Aufpumpens und der detaillierten Bestimmung des systolischen und diastolischen Blutdrucks vollautomatisch nach dem Prinzip der Oszillometrie. Bei diesem Verfahren wird der Blutdruck über Schwingungen der untersuchten Arterie

ermittelt. Entsprechend gibt es Geräte, die am Oberarm oder am Handgelenk messen können.
So einfach wie die Blutdruckmessung durchgeführt werden kann, so schwierig ist es, ein gutes, zuverlässig arbeitendes Gerät zu finden. Zwar entsprechen die meisten Geräte der EU-Norm, diese sagt jedoch wenig über die tatsächliche Messgenauigkeit aus. Viele Messgeräte weisen – so die Erfahrungen der *Deutschen Hochdruckliga* – bei jeder vierten bis sechsten Messung Messfehler auf, die durchaus bis zu 10 mmHg betragen können. Deshalb wird, wenn die Hersteller der Messgeräte es beantragen, von der *Deutschen Hochdruckliga* die Messgenauigkeit des jeweiligen Geräts geprüft und – so es richtig misst – mit einem Prüfsiegel ausgezeichnet.

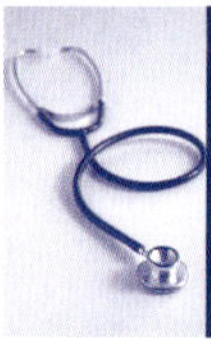

Das Prüfsiegel der Deutschen Hochdruckliga ist eine gute Orientierungshilfe beim Kauf eines Blutdruckmessgeräts, sollte aber nicht als einziges Kriterium für Ihre Kaufentscheidung herangezogen werden.

Fragen Sie Ihren Arzt, dann den Apotheker

Bevor Sie sich unvorbereitet auf den unübersichtlichen Markt der Blutdruckmessgeräte stürzen und vielleicht viel Geld für ein ungeeignetes Gerät ausgeben, lassen Sie sich doch von Ihrem Arzt unterstützen. Schließlich ist er Ihr Berater in allen medizinischen Angelegenheiten. Besprechen Sie mit ihm, welches Gerät – ob für Oberarm oder Handgelenk – für Sie am besten geeignet ist. Sehr hilfreich für den Kauf eines Geräts ist außerdem, wenn Ihr Arzt Ihren Blutdruck misst und Ihnen die aktuell gemessenen Blutdruckwerte mitgibt, bevor Sie sich zum Kauf eines Geräts aufmachen.

Geräte für die Blutdruckselbstmessung können Sie in der Apotheke oder im Fachhandel kaufen. Nehmen Sie sich beim Kauf genügend Zeit und lassen Sie sich verschiedene Geräte genau erklären. Achten Sie dabei besonders auf folgende Punkte:

- Die Manschette sollte sich bequem anlegen lassen, den richtigen Umfang haben und gut sitzen.
- Die Anzeige muss groß genug und leicht einsehbar sein, damit Sie die gemessenen Werte problemlos ablesen können.
- Das Batteriefach sollte gut zugänglich und ein Batteriewechsel unproblematisch möglich sein.
- Der Bedienungskomfort sollte so hoch wie möglich sein.

Wenn Sie ein Gerät ausgewählt haben, das Ihren Ansprüchen und Ihrem Geldbeutel entspricht, gehen Sie zum Härtetest über: probieren Sie das Gerät aus und messen Sie mit ihm Ihren Blutdruck. Sie sollten das Gerät leicht und ohne Schwierigkeiten selbst anlegen und in Betrieb setzen können. Auch hier gilt: nehmen Sie sich Zeit und messen Sie so, wie Sie es später zu Hause machen werden (mehr hierzu unter: Wie messe ich richtig? ab Seite 63).

Rechtzeitige Kontrolle ist hilfreich

Nachdem Sie ein Blutdruckmessgerät erstanden und schon unter fachlicher Anleitung ausprobiert haben, steht der häuslichen Selbstmessung nichts mehr im Wege. Nehmen Sie aber das Gerät zu Ihrem nächsten Arztbesuch mit und lassen Sie vom Arzt oder vom Praxispersonal überprüfen, ob Sie die Messung mit diesem Gerät richtig durchführen. Empfehlenswert ist außerdem, die Selbstmessung nach zwei bis drei

Wochen noch einmal in der Praxis vorzuführen, um sicher zu sein, dass Sie auch weiterhin das Gerät richtig einsetzen.

Wichtig ist natürlich nicht nur, dass Sie selbst richtig messen; auch das Gerät muss exakt und zuverlässig arbeiten. Weil die Blutdruckwerte schwanken, können Sie die Messgenauigkeit des Geräts schlecht selbst überprüfen. Deshalb ist es ratsam, dass Ihr Arzt diese Prüfung vornimmt. Dazu muss nicht das Gerät untersucht, sondern Ihr Blutdruck in der Arztpraxis gemessen werden.

Zunächst misst der Arzt Ihren Blutdruck mit der Standardmethode; nach einer kurzen Pause messen Sie selbst mit Ihrem neuen Gerät. Das Gerät misst richtig, wenn es fast die gleichen Werte anzeigt, die Ihr Arzt gemessen hat.

Wann und wie häufig soll ich messen?

Planen Sie für Ihre Blutdruckmessung zwei feste Termine am Tag ein. Der erste sollte zwischen 6:00 und 9:00 Uhr am Morgen liegen, der zweite abends zwischen 18:00 und 21:00 Uhr. Gemessen wird zweimal am Tag; und zwar immer zur gleichen Zeit und bevor Sie eine Mahlzeit und ein blutdrucksenkendes Medikament einnehmen.

Schlafzimmer!

Machen Sie es sich von Anfang an zur Gewohnheit, dass Sie zu Ihrem festen Messtermin nicht nur nach Ihrem Gerät greifen, sondern gleichzeitig Ihr Blutdrucktagebuch bzw. den Blutdruckpass aufschlagen. Wenn Sie Messung und Eintragung von Anfang an miteinander verbinden, entwickeln Sie eine Routine, die Ihnen bald so in Fleisch und Blut übergegangen sein wird, dass die Führung des Blutdrucktagebuchs zur Selbstverständlichkeit wird.

Bauen Sie sich von Anfang an eine Messroutine auf, bei der Sie die Blutdruckmessung mit dem Eintragen der Werte verbinden. Routinen erleichtern das Leben, weil man über Handlungen nicht mehr nachzudenken braucht.

Den richtigen Zeitpunkt finden

Blutdruckmessung heißt, zweimal am Tag inne zu halten und sich einige Minuten für sich selbst Zeit zu nehmen. Da die meisten Menschen glauben, keine Zeit zu haben, ist eine gute Planung schon die halbe Miete. Für die morgendliche Messung hat sich bewährt, diese gleich nach dem Aufstehen durchzuführen. Für die zweite Messung am Abend wählen hingegen viele Menschen einen Zeitpunkt kurz vor dem Abendessen. Überprüfen Sie einmal Ihren Tagesablauf: wann sind für Sie die günstigsten Zeitpunkte, an denen Sie innehalten und sich nur auf sich selbst besinnen können?

Wie messe ich richtig?

Japaner haben die Teezeremonie, die ihnen Gelassenheit und Ruhe gibt. Machen Sie es ihnen nach und entwickeln Sie für sich selbst eine Blutdruckmesszeremonie. Denn für zuverlässige Messwerte brauchen Sie Ruhe und Stille. Genießen Sie die kurze Atempause, die Sie sich selbst im täglichen Allerlei gönnen. Und schon bald werden Sie feststellen, wie gut es Ihrer Psyche tut, einige Minuten inne zu halten und ein wenig Abstand zu gewinnen.

Ist es Zeit für Ihre Blutdruckmessung, dann legen Sie die Manschette des Geräts nach Herstellerangaben um,

Häufige Fehler bei der Messung	(Falsches) Messergebnis
nicht genug Ruhe vor dem Messen	Zu hohe Blutdruckwerte
Sprechen beim Messen	Zu hohe Blutdruckwerte
Manschette sitzt zu locker	Zu niedrige Blutdruckwerte
Manschette sitzt zu eng	Zu hohe Blutdruckwerte
Manschette über der Kleidung	Unzuverlässige Blutdruckwerte
bei Messung am Handgelenk: Manschette und Handgelenk sind unter oder über Herzhöhe	Zu hohe bzw. zu niedrige Blutdruckwerte

Ihr Blutdrucktagebuch bereit, setzen sich bequem hin und stellen sich auf Ruhe ein. Gönnen Sie sich fünf Minuten Pause, bevor Sie das Messgerät in Betrieb setzen, die Messwerte ablesen und diese in Ihr Blutdrucktagebuch eintragen. Wenn Ihnen zu den gemessenen Werten etwas einfällt – vielleicht stehen Sie gerade unter starkem Stress – notieren Sie dies ebenfalls.

Sich regen bringt Segen

Setzen Sie von Anfang an die absolute Wunderwaffe gegen Bluthochdruck ein. Aktivieren Sie das älteste und wirkungsvollste Zaubermittel, das wir kennen: körperliche Bewegung. Sie kostet nichts und kann überall gemacht werden. Man hat sie immer bei sich und kann jeder Zeit auf ihre heilsame Wirkung zurückgreifen. Sie senkt nicht nur den Blutdruck, son-

dern gleichzeitig auch die Cholesterinwerte. Sie verschafft Ihnen eine Traumfigur, eliminiert Stress und macht die Gedanken frei. Sie beugt Arteriosklerose vor, kräftigt die Arterien und das Herz. Sie macht gute Laune und stärkt die Nerven, senkt den Blutzuckerspiegel und hält fit. Mit ihr stärken Sie die Gelenke und das Immunsystem – und darüber hinaus hält Bewegung Sie auch noch geistig in Topform.
Egal was Ihnen die Werbung verspricht: kein anderes, noch so teures Mittel oder Medikament ist in der Lage, Ihnen all diese Vorteile zu bieten. Das kann nur Ihr Körper, Ihr bester und verlässlichster Freund im Kampf gegen den Bluthochdruck. Die einzige Bedingung die er hierfür stellt: Sie müssen ihm die Gelegenheit dazu geben, seine Stärken und sein Können zum Einsatz zu bringen. Sie müssen sich bewegen!

Bio-Programme sind konservativ

Unsere natürlichen, von der Evolution angelegten »Bio-Programme« sind darauf ausgerichtet, dass sich der Mensch ausdauernd bewegen, flüchten, angreifen und Nahrung beschaffen kann. Von unserem Willen unabhängig sorgen sie dafür, dass wir jederzeit genügend Muskelenergie zur Verfügung haben und Krankheits- und Hungerzeiten überstehen können. Dass wir die Muskelenergie nicht brauchen und Hungerzeiten nicht mehr kennen, ist ihnen dabei völlig egal. Sie stellen

Ihr Körper ist bestens versorgt und ständig bereit, Ihnen Muskelkraft zur Verfügung zu stellen. Wenn Sie die Energie nicht nützen, richtet sich diese gegen Sie und kann Sie krank machen.

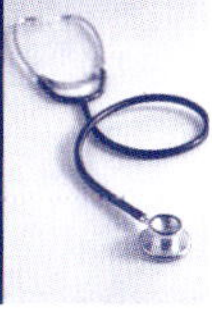

uns weiter Energie zur Verfügung und speichern alles, was wir nicht verbrauchen. Und im körpereigenen Energieverbrauch sind deutsche Bewegungsmuffel äußerst sparsam!

Drei auf einen Streich

Bringen Sie wieder Bewegung in Ihr Leben! Denn mit der Wunderwaffe Bewegung können Sie gleich drei Risikofaktoren für Bluthochdruck auf einen Schlag senken: Bewegungsmangel, Übergewicht und psychischen Stress. Wer sich regelmäßig und ausdauernd bewegt, leidet nicht mehr unter Bewegungsmangel, nimmt ganz automatisch ab und beugt psychischem Stress vor. Und das hat Folgen: der Blutdruck sinkt, die Arteriosklerose kommt zum Stillstand, Cholesterin- und Blutzuckerwerte normalisieren sich und Glückshormone werden ausgeschüttet. Verantwortlich für diese Wohltaten sind genau die gleichen Bio-Programme, die Sie bisher dick werden ließen und Ihren Blutdruck in die Höhe trieben.

Muskelzellen wollen arbeiten

Schon ein täglicher Spaziergang von 30 Minuten bringt Ihre Muskelzellen wieder auf Trab. Sie sind so programmiert, dass sie gar nicht anders können, als Muskelenergie herzustellen und hierfür die mit der Nahrung aufgenommene Energie zu verbrennen. Und weil die Bio-Programme überall im Körper Reserven angelegt haben, können Sie sich über sehr lange Zeit recht zügig bewegen, ohne dass Sie oder Ihr Körper Schaden nehmen. Ganz im Gegenteil: Ihr Körper ist glücklich, wenn er wieder so arbeiten darf, wie es seiner natürlichen Bestimmung entspricht.

Basis der Gesundheit

Um zu verstehen, weshalb Bewegung für die Gesundheit und die Blutdrucksenkung einfach unverzichtbar ist, muss man sich auf die kleinste Ebene des Körpers, auf die Ebene der Zellen, spezialisierten Zellverbände und Botenstoffe begeben.
Wissenschaftler und Mediziner wissen schon lange: damit der Mensch sich bewegen kann, besitzt er verschiedene Muskeln, die aus Abermillionen kleinster Muskelzellen bestehen. Moderne Forschungsmethoden konnten außerdem zeigen, dass viele Bio-Programme ausschließlich darauf ausgerichtet sind, den Muskelzellen alles zu liefern, was sie benötigen, um reibungslos arbeiten zu können.

Seine Bio-Programme bringt jeder Mensch mit auf die Welt. Sie sorgen dafür, dass alle Zellen ausreichend versorgt werden, die Haut sich erneuert und das Zusammenspiel von Zellen, Zellverbänden und Botenstoffen 24 Stunden am Tag reibungslos funktioniert.

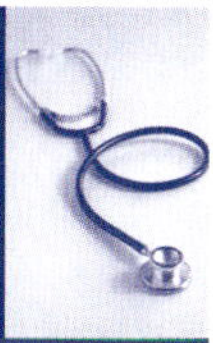

Gut bewiesen ist heute auch, dass eine dauerhafte Störung der Bio-Programme und ihres fein aufeinander abgestimmten Zusammenspiels verantwortlich für Bluthochdruck, Arteriosklerose, Übergewicht und viele andere Zivilisationskrankheiten ist.

Muskelzellen erzeugen Energie

Jede Muskelzelle ist ein eigenständiges, kleines, in sich abgeschlossenes Gebilde. Sie wird von einer Zellwand umschlossen, in der sich verschiedene Türchen

(Rezeptoren) befinden, durch die alle von ihr benötigten Stoffe in sie hinein- und Abfallstoffe hinausgelangen. Der Mittelpunkt einer jeden Muskelzelle ist der Zellkern mit seinem »Kraftwerk«, in dem die Muskelzelle die Energie herstellt, die sie zum Überleben braucht. In diesem Kraftwerk produziert sie auch die Energie, die Sie als Muskelkraft wahrnehmen.
Wie jedes Kraftwerk benötigt ein Zell-Kraftwerk »Brennmaterial« und Sauerstoff, damit es arbeiten kann. Als Brennmaterial verwendet die Muskelzelle jedoch weder Brennholz noch Kohle, sondern Zucker (Glukose) und Fette (Lipide), die Sie über die Nahrung zu sich nehmen. Glukosemoleküle sind die kleinsten Bestandteile von Zucker und Stärke, also von Kohlenhydraten, die in allen pflanzlichen Nahrungsmitteln vorkommen. Fette findet man hingegen in tierischen Produkten wie Butter, Fleisch und Wurst oder in Pflanzenölen.

Das Wunderwerk der Zellversorgung

Normalerweise essen Sie Nahrungsmittel nicht getrennt, sondern immer in einer mehr oder weniger günstigen Kombination aus Kohlenhydraten, Ballaststoffen, Mineralien, Vitaminen, Fett und Eiweiß. Diese werden im Verdauungstrakt in ihre kleinsten Bestandteile zerlegt und wandern durch die Wand des Dünndarms ins Blut. Von diesem werden sie zu ihren Bestimmungsorten, den Zellen, transportiert. Gleichzeitig werden bestimmte Botenstoffe, die Hormone, aktiv. Das Fettgewebe produziert das Hormon Leptin, das dem Gehirn meldet, wenn genügend Energie vorhanden ist. Die feinen Zuckersensoren aktivieren die Bauchspeicheldrüse, damit diese das Speicherhormon

Ihr Körper ist in idealer Weise darauf eingerichtet, alle Zellen zu jeder Tageszeit ausreichend mit Nährstoffen und Sauerstoff zu versorgen – egal, ob Sie gerade schlafen oder einen Dauerlauf machen. Seine Bio-Programme laufen unabhängig von Ihrem Willen ab, so dass Sie sich um nichts zu kümmern brauchen.

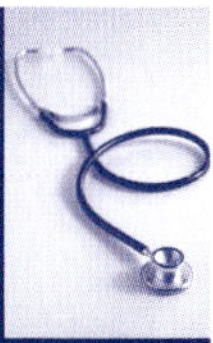

Insulin ausschüttet, das die Glukose in die Muskelzellen schleust.
Alles steht bereit, um die Muskelzellen optimal mit Brennmaterial zu versorgen. Das Insulin klopft an den Zuckertürchen, die sich in der Muskelzellwand befinden, an und sorgt dafür, dass genügend Glukose zur Zellfeuerung in die Zelle hinein gelangen kann. LDL schleppt Cholesterin zur Verbrennung und Erneuerung der Zellwand heran und Aminosäuren stehen zur Zellregeneration bei Fuß.
Nun sollten Sie einen langen Spaziergang machen oder sportlich aktiv werden. Sie sind voller Energie, die die Muskelzellen verbrennen möchten. Wenn Sie sich und Ihren Körper nicht schaden wollen, müssen Sie sich täglich mindestens 30 Minuten lang zügig am Stück bewegen, um diese Energie zu verbrauchen. Doch was passiert mit dem Körper, wenn Sie stattdessen gemütlich in Ihrem Fernsehsessel sitzen bleiben und Chips und Süßigkeiten essen?

Was zu viel ist, wird gespeichert

Ihr Verdauungssystem hat ruck, zuck die Chips und die Süßigkeiten in Glukosemoleküle und Fettmoleküle zerlegt und ins Blut abgegeben. Zu der ganzen Energie, die sich bereits im Körper angestaut hat, kommt jetzt noch ein wahrer Zucker-Energieansturm auf die

Zellen zu. Unmengen Insulin wird von der Bauchspeicheldrüse ausgeschüttet, damit der schnelle Zuckeranstieg im Blut wieder beseitigt werden kann, bevor er die Nervenzellen zerstört. Dazu versucht Insulin zunächst, so viel Glukose wie möglich bei den Muskelzellen los zu werden und klopft permanent an deren Zuckertürchen an. Da die Muskelzellen jedoch keine Muskelenergie herstellen müssen – schließlich sitzen Sie faul im Fernsehsessel oder lümmeln auf dem Sofa – benötigen sie auch kein Brennmaterial für ihre Kraftwerke. Sie machen ihre Zuckertürchen einfach zu und lassen die Glukose da, wo sie ist – im Blut. Auch der zweite Brennstofflieferant, das Fett, hat keine Chance, als Brennmaterial bei den Zellen anzukommen. Dadurch herrscht im Blut ein absoluter Überfluss an Zucker und Fett, an Brennmaterial, das niemand braucht und niemand will.

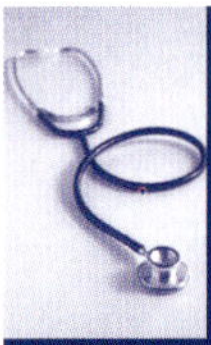

Energie, die der Körper nicht verbraucht, wird von ihm für schlechte Zeiten gespeichert. Diese Speicherprogramme sind dafür verantwortlich, dass Ihr Blutdruck steigt und Sie dicker werden, wenn Sie sich nicht ausreichend und regelmäßig bewegen.

Im Blut kann dieses Brennmaterial jedoch nicht bleiben, da es hier erhebliche Schäden anrichten würde. Und weil der Körper nicht weiß, ob und wann wieder so ein Überfluss herrschen wird, geht er auf Nummer sicher und bunkert alle überschüssige Energie.
Das Speicherhormon Insulin wandelt von nun an alle überflüssige Glukose in Glykogen und Fett um und lagert diese in Fettzellen, Leber und Muskeln als Reserve ein. LDL-Cholesterin schippert durch die Blut-

bahnen und sucht nach Abnehmern für Cholesterin. Dankbare Abnehmer sind die Makrophagen, die sich in den Arterien eingenistet haben und Unmengen an Cholesterin vertilgen können.
Alle Bio-Programme arbeiten auf Hochtouren, um die überflüssige Energie aus dem Blut zu entfernen, mit dem Ergebnis: Ihr Bauchumfang wächst und Ihre Arterien wachsen zu. Dies treibt wiederum den Blutdruck in die Höhe und schwächt Ihr Herz. Und je mehr Reserven Sie einlagern, umso träger werden Sie und umso schwerer fällt es Ihnen, sich aufzuraffen und zu bewegen. Und je weniger Sie sich bewegen, umso mehr Zell-Brennmaterial wird gespeichert, wodurch Sie wiederum dicker und träger werden – und jedes Mal ein wenig kränker. Das Schlimme ist, dass dieser Teufelskreis über viele Jahre hinweg nicht bemerkt wird, sondern überflüssige Pfunde lediglich als Schönheitsmakel gesehen werden.

Bringen Sie die Muskelzellen auf Trab

Letztendlich gibt es nur eine Möglichkeit, diesen Kreislauf zu durchbrechen: Sie müssen sich bewegen, Ihren Muskelzellen Beine machen, damit diese ordentlich arbeiten müssen und die Energie, die Sie über die Nahrung aufnehmen, in ihren Kraftwerken verheizen. Natürlich spielt es eine Rolle, was und wie viel Sie essen. Hierüber können Sie viel regulieren. Aber ohne körperliche Bewegung geht gar nichts. Denn wenn Sie die Energiezufuhr zu weit drosseln, kommt ein weiteres Bio-Schutzprogramm zum Tragen: die Energiegewinnung aus der Nahrung wird gesteigert und der Energieverbrauch gedrosselt. Leider kennt Ihr Körper nur das Prinzip des Sparens: in fetten Zeiten speichern, in mageren Zeiten haushalten. Er besitzt kein Anti-

Schonprogramm, da Bewegung die Grundvoraussetzung für sein Überleben war und ist.

Bewegung verbraucht Energie und Sauerstoff

In dem Moment, in dem Sie sich ausdauernd bewegen – zum Beispiel, indem Sie einen 30-minütigen, zügigen Spaziergang machen – arbeiten Sie nicht mehr gegen Ihren Körper, sondern mit ihm. Damit schlagen Sie mehrere Fliegen mit einer Klappe: Sie verbrauchen Energie, Ihr Blutdruck normalisiert sich und Sie werden wieder gesund und schlank. Denn Sie nutzen alles, was Ihr Körper Ihnen zur Verfügung stellt, in seinem und Ihrem Sinne.
Sobald Sie sich bewegen, müssen Ihre Muskelzellen auf Hochtouren arbeiten. Keine Angst, das können und wollen sie, schließlich sind sie dafür konstruiert.

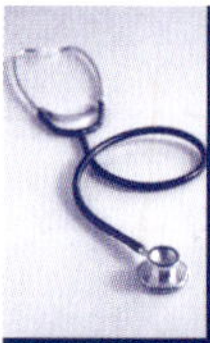

Wenn Sie spazieren gehen kommen alle Bio-Programme auf Trab, um Ihnen die Muskelkraft zu liefern, die Sie benötigen. Die im Blut zirkulierende Energie zur Zellversorgung wird in Muskelkraft verwandelt und verbraucht. Sie kann nicht mehr gespeichert werden.

Sobald Sie sich länger bewegen, fängt Ihr Herz an, kräftiger zu schlagen, damit das Blut schneller fließt und genügend Sauerstoff zu den Zellen gelangen kann. Insulin, das durchs Blut strömt, schleust Unmengen Glukose in die Zellen, die schnell verbrannt wird. Kaum ist die Glukose aus dem Blut verbraucht, kommen die Fettzellen zum Einsatz und müssen für die Energiegewinnung herhalten. LDL-Cholesterin findet endlich dankbare Abnehmer. Alle Bio-Programme arbeiten mit Volldampf, damit Sie nicht schlapp machen, sondern die Muskelkraft haben, die Sie für Ihren Spaziergang brauchen. Nichts wird mehr eingelagert oder gespeichert. Im Gegenteil: es müssen sogar Reserven abgebaut werden und damit geht es endlich auch den Fettzellen an den Kragen! Die Pfunde auf Bauch und Hüften fangen an zu schmelzen. Und wenn Sie jeden Tag einen 30-minütigen Spaziergang machen, hat Ihr Körper die besten Chancen, Ihnen nicht nur eine Traumfigur zu modellieren, sondern sich wieder auf »gesund« einzustellen.

Mehr Bewegung im Alltag

Bringen Sie Bewegung in Ihren Alltag. Dazu brauchen Sie weder eine teure Sportausrüstung noch ein Fitnessstudio. Alles, was Sie brauchen, haben Sie ständig bei sich: Ihren Körper.
Sie haben keine Zeit, sich mehr zu bewegen? Bewegung ist kein Zeitproblem, sondern eine absolute Notwendigkeit. Wer hindert Sie daran, zwischendurch einige Kniebeugen zu machen oder von Ihrem Arbeitsplatz aufzustehen und fünf Minuten Gymnastik zu betreiben? Verwandeln Sie doch einmal eine Wand oder Ihren Stuhl in Ihr persönliches Fitnessgerät. Nicht die Zeit hindert Sie, sondern Ihr »innerer Schweinehund« und das Steinzeit-Schonprogramm Ihres Körpers.

Sie sind klüger als ein Schonprogramm

Lassen Sie sich von einem veralterten Schonprogramm nicht länger austricksen, sondern schaffen Sie sich mehr Raum für Bewegung – und damit Arbeit für Ihre Muskelzellen. Und weil der Grundsatz gilt: nicht

schnell hilft viel, sondern oft hilft viel, müssen Sie nicht in Schweiß ausbrechen. Sie brauchen auch keine spezielle Sportbekleidung, sondern können sich in jedem einigermaßen bequemen Outfit und in Ihrer Bürokleidung bewegen.
Und Gelegenheiten gibt es mehr als genug. Wer nicht in den dritten Stock zu Fuß gehen möchte, nimmt eben nur ein Stockwerk und fährt die anderen beiden mit dem Aufzug. Sie haben Stress im Büro? Bleiben Sie nicht sitzen, sondern stehen Sie auf und werden Sie die Anspannung los, indem Sie das Treppenhaus als Ihren persönlichen Fitnessraum nützen. Viele Wege können zu Fuß gemacht werden, selbst Fernsehabende bieten genug Zeit, um einige Fitnessübungen durchzuführen, etwa mit einem Flexband, das es in jedem Sportgeschäft für wenig Geld zu kaufen gibt.

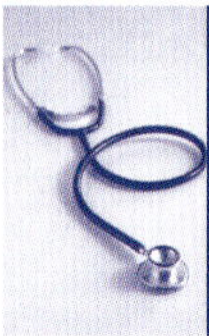

Suchen Sie in Ihrem Alltag nach Gelegenheiten zum Bewegen, alles nützt Ihnen, jede Art von Bewegung senkt Ihren Blutdruck, macht Sie gesünder und schlanker.

Verderben Sie sich nicht den Spaß

Bewegung macht keinen Spaß, wenn sie zur Quälerei wird. Und das Schöne ist: Sie müssen sich gar nicht quälen. Denn Überanstrengung schadet Ihnen mehr, als dass sie nützt. Niemand würde auf die Idee kommen, mit einem VW-Käfer ein Formel-1-Rennen zu fahren. Etwa genau so unsinnig ist es, wenn ein untrainierter Mensch seinen Körper stundenlang im Fitnessstudio überfordert. Das schadet Herz und Kreislauf und kann bei Bluthochdruck ganz leicht ins Auge gehen.

Bewegungsübungen für zwischendurch

- Schulterverspannungen lockern
  Stellen Sie sich ganz gerade hin. Die Füße stehen etwa hüftbreit auseinander. Drehen Sie erst die rechte, dann die linke Schulter ein paar Mal nach hinten und nach vorne. Anschließend ziehen Sie beide Schultern in Richtung Ohren. Halten Sie diese Spannung eine kurze Zeit und lassen dann die Schultern schlagartig wieder nach unten fallen. Wiederholen Sie diese Übung mehrmals und vergessen Sie dabei nicht, gleichmäßig zu atmen.
- Kräftigungsübung für den Brustmuskel
  Stellen Sie sich einen Schritt von einer Wand entfernt auf und stützen Sie sich nun mit beiden Händen an der Wand ab, wobei die Finger nach innen und die Ellenbogen nach außen zeigen. Versuchen Sie nun mit angespanntem Körper durch Beugen der Ellenbogen mit Ihrer Nase so dicht wie möglich an die Wand heran zu kommen. Drücken Sie die Arme wieder durch bis zur Ausgangsposition.
- Bringt Ihren Kreislauf in Schwung
  Stellen Sie sich aufrecht hinter Ihren Bürostuhl und stützen Sie sich locker mit ausgestreckten Armen auf der Lehne ab. Die Füße stehen parallel und etwa hüftbreit auseinander. Jetzt in die Knie gehen, dabei den Po nach hinten schieben, so dass sich die Schultern den Knien nähern. Gehen Sie nur so weit nach unten, wie Sie es aushalten können. Langsam wieder aufrichten. Diese Übung sollten Sie einige Male wiederholen. Im Anschluss an diese Übung empfiehlt es sich, die Hände hinter dem Kopf zu verschränken und einige Male kräftig mit dem Kopf dagegen zu drücken. Das schafft Ausgleich und macht den Kopf frei.

Was kann ich für meine Gesundheit tun?

Mehr Bewegung im Alltag

Wagen Sie öfter mal ein Tänzchen zu schöner Musik. Sich zur Musik zu bewegen macht Spaß, bringt den Kreislauf in Schwung, aktiviert Unmengen von Muskelzellen und dämpft den Blutdruck.

Bewegung muss Spaß machen. Das ist am Anfang ein wenig schwer, weil Ungeübte leicht außer Atem kommen und glauben, dass sie trotzdem weiter machen müssen. Falsch gedacht. Denn ohne Sauerstoff nützt Ihnen die ganze Anstrengung überhaupt nichts. Überforderung bringt lediglich Frustration und fördert Ihr Vermeidungsverhalten. Bewegen Sie sich jedoch ganz regelmäßig maximal so stark, dass Sie während der körperlichen Aktivität noch gut reden können, wird Ihre Kondition immer besser und Ihre Leistungsfähigkeit steigert sich kontinuierlich.

Und wenn Sie erst einmal aus der Bewegungslosigkeit herausgekommen sind, werden Sie schnell bemerken, wie wohltuend Ihr täglicher Spaziergang ist. Er setzt körpereigene Glückshormone frei, baut negativen Stress ab, lockert verspannte Muskeln und lässt Sie kreativ werden. Was Sie zunächst noch nicht ganz so deutlich spüren: Ihr Blutdruck wandert langsam nach unten, die Cholesterinwerte bewegen sich wieder Richtung Normalwerte. Ihr Herz schlägt kräftiger und die Adern werden wieder richtig durchgepustet und elastischer.

Wenn Sie sich regelmäßig und ausdauernd bewegen, atmen Sie kräftiger durch. Dies stärkt Ihre Lunge und Bronchien, reichert das Blut vermehrt mit Sauerstoff an, und der ganze Körper wird bis in die kleinste Zelle wieder besser mit Sauerstoff versorgt: ein wahrer Jungbrunnen für Körper, Geist und Seele.

Vorteile sportlicher Aktivitäten im Überblick

- Der Blutdruck sinkt
  Da die Blutbahnen sich wieder weiten und ihre Spannkraft trainiert wird, nimmt ihr Durchmesser dauerhaft zu und der der Blutdruck sinkt. Hinzu kommt eine Art »Gewöhnungseffekt« an den Blutdruckabfall nach einer sportlichen Betätigung.
- Der Blutzuckerspiegel sinkt
  Denn bei der Muskelbewegung verbrennen die Muskelzellen die im Blut vorhandene Glukose. Das Speicherhormon Insulin kann keine Glukose mehr in Muskeln oder Fett einlagern. Gleichzeitig wird die »Insulinblockade« der Fettzellen aufgehoben, so dass diese zur Energieverwertung herangezogen werden können. Sie nehmen ab.
- Der Fettstoffwechsel kommt in Schwung
  Regelmäßiger Sport senkt das LDL-Cholesterin und erhöht das HDL-Cholesterin. Dadurch wird das Blut »entfettet«. Entsprechend erreicht weniger Cholesterin die Makrophagen und das Fortschreiten einer bestehenden Arteriosklerose kann verlangsamt bzw. aufgehalten werden.
- Das Immunsystem wird gestärkt
  Ein weiterer Effekt regelmäßiger Bewegung ist die vermehrte Bildung weißer Blutkörperchen, die für die Körperabwehr zuständig sind.
- Gute Laune stellt sich ein
  Beim Laufen und Walken werden so genannte Glückshormone, das sind die Gehirnbotenstoffe Serotonin, Endorphin und Dopamin ausgeschüttet, die im Gefühlszentrum, dem limbischen System, für gute Laune und den Abbau von Stress sorgen. Deshalb wird Sport häufig auch zur Therapie bei Depressionen eingesetzt.

Welche Sportart ist die richtige für mich?

Abwechslung zum täglichen Spaziergang bieten Ihnen viele Sportarten, die Sie auch mit Bluthochdruck ausüben können. Aber denken Sie daran, vor allem beim Sport gilt: nicht viel hilft viel, sondern lang und beständig hilft viel. Geeignet für Hypertoniker sind aerobe Ausdauersportarten, bei denen die Muskelzellen mit viel Sauerstoff (aerob) versorgt werden. Hierzu gehören Skiwandern, Skilanglauf, Walking, Nordic Walking, langsamer Dauerlauf, Radfahren, Schwimmen, Gymnastik, Wandern, Golf, Rudern und Tanzen. Auch chinesische Trainingsmethoden wie Schattenboxen oder Qi Gong sind empfehlenswert.

Wenn Sie diese Sportarten mäßig, aber regelmäßig betreiben, kommt es mit der Zeit zu einer systolischen und diastolischen Blutdrucksenkung, weil sich die Adern wieder weiten und dadurch das Blut besser durch sie hindurchfließen kann. Und über den Trainingseffekt wird zusätzlich die Herzfrequenz gesenkt. Blutdrucksenkung und Senkung der Herzfrequenz wiederum reduzieren die vom Herzen aufzubringende Arbeit, es wird letztendlich eine Ökonomisierung der gesamten Herzarbeit erreicht.

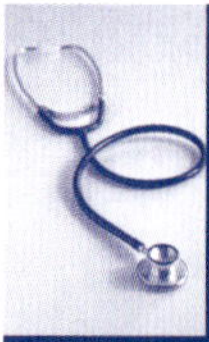

Bei allen sportlichen Aktivitäten brauchen Sie immer genügend Atemluft, damit sich die positiven Effekte des Sports bemerkbar machen können. Als grobe Faustregel gilt, bewegen Sie sich so schnell wie möglich, aber immer so, dass Sie während der Aktivität ohne Probleme sprechen können.

Wieso sinkt der Blutdruck?

Während einer körperlichen Belastung kommt es bei jedem Menschen zu einem systolischen Blutdruckanstieg. Weil die Zellen beim Ausdauersport zur Energieherstellung vermehrt Sauerstoff benötigen, erhöht sich der Herzschlag und das Herzminutenvolumen: der Blutdruck steigt an. Dieser Blutdruckanstieg ist beim Hypertoniker stärker ausgeprägt, da der Ausgangswert bereits höher ist und der Blutdruck in Ruhe nicht mehr auf Normalniveau abgesenkt wird.

Interessanterweise kommt es – auch bei untrainierten Menschen mit Bluthochdruck – im Anschluss an eine Ausdauerbelastung etwa durch einen zügigen Spaziergang oder Sport zu einem bis zu einer Stunde anhaltenden nachweisbaren Blutdruckabfall. Wird die Ausdauerbelastung regelmäßig wiederholt, »gewöhnt« sich der Körper an den niedrigeren Blutdruck. Auf diesem Weg kann eine regelmäßige Ausdauerbelastung zu einer Blutdrucksenkung führen, die auch unter Ruhebedingungen erhalten bleibt.

Hier lauert Gefahr

Anders sieht es bei einem Training aus, das auf Kraft und Schnelligkeit ausgerichtet ist, wie Gewichtheben oder auch Fußball. Bei diesen sportlichen Aktivitäten steigt der Blutdruck sehr schnell an und kann, insbesondere wenn gleichzeitig eine emotionale oder mentale Belastung hinzukommt, für Menschen mit Bluthochdruck leicht zur tödlichen Gefahr werden.

Denn sehr schnelle Blutdruckanstiege unter körperlicher Belastung können zu Herzinfarkt, bedrohlichen Herzrhythmusstörungen, akuter Herzschwäche, Platzen der Kapillaren und damit zum Schlaganfall oder auch zum Bersten der Arterien führen.

Kann ich ohne Probleme Sport betreiben?

Die meisten Menschen mit Bluthochdruck können ohne Gefahr die vielen Vorteile, die mäßig betriebene Ausdauersportarten mit sich bringen, für sich in Anspruch nehmen. Lediglich dann, wenn Ihr Blutdruck sehr hoch ist oder Probleme mit dem Herzen dazu kommen, sollten Sie ganz auf Sport verzichten und sich auf alltägliche Bewegungen wie beispielsweise zügiges Spazierengehen beschränken.

Sicherheit geht vor

Auch wenn Sport die beste Medizin ist, sollten Sie mit dieser Medizin ebenfalls mit Bedacht umgehen. Bei Bluthochdruck ist unbedingt zu vermeiden, dass Sie sich eine zu hohe »Dosis« Sport zumuten und sich überanstrengen. Denn damit schaden Sie sich erheblich.
Um heraus zu bekommen, wo Ihr optimaler Trainingsbereich liegt, ist wiederum Ihr Arzt der richtige Ansprechpartner. Bei ihm können Sie einen Belastungstest durchführen und Ihre ideale Trainingspuls- und Herzfrequenz bestimmen lassen. Er kann Ihnen auch sagen, ob für Sie die von Ihnen gewählte Sportart vorteilhaft ist, oder ob Sie zum jetzigen Zeitpunkt vielleicht besser auf Sport verzichten sollten.

Die Ergometrie oder das Belastungs-EKG

Um Ihre ideale Trainingspuls- und Herzfrequenz oder Ihre Sporttauglichkeit zu ermitteln, führt Ihr Arzt mit Ihnen ein Belastungs-EKG auch Ergometrie genannt, durch. Unter einer Ergometrie versteht man einen stufenförmig ansteigenden körperlichen Belastungstest, der auf einem dafür geeigneten und geeichten Testgerät, dem so genannten Fahrradergometer, durchgeführt wird.

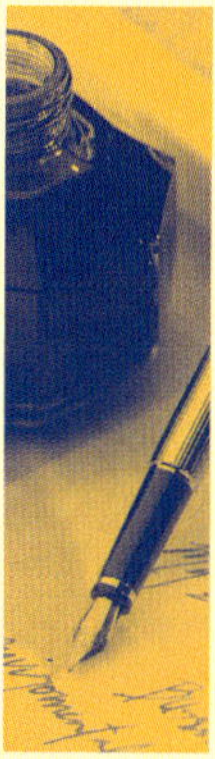

Checkliste

Besonders geeignet sind Ausdauersportarten für Menschen mit

- einem Blutdruck von 140/90 mmHg bis 160/95 mmHg (ohne Einnahme von Antihypertensiva)
- milder Hypertonie (diastolisch 90–105 mm Hg)
- Hypertonie im Jugendalter mit Erhöhung systolischer Blutdruckwerte ohne bestehende Organschädigung (oft ohne Medikation)
- medikamentös in Ruhe und unter Belastungsbedingungen gut eingestelltem Bluthochdruck und guter Herzfunktion
- gut eingestelltem Bluthochdruck, die keine gravierenden Herzrhythmusstörungen haben.

Sie sollten keinen Sport betreiben, wenn Sie

- eine schwere Hypertonie mit Ruhewerten über 200/120 mmHg haben und keine Medikamente einnehmen,
- Bluthochdruck und eine Herzschwäche haben,
- Bluthochdruck und eine schwere Durchblutungsstörung im Bereich des Herzens haben,
- Bluthochdruck und schwere bzw. bösartige Herzrhythmusstörungen oder
- Bluthochdruck und ein Aneurysma haben.

Im Normalfall wird mit einer Belastung von 50 Watt begonnen und in zwei- oder dreiminütigen Intervallen die Belastung um jeweils 25 Watt erhöht. Als oberer Grenzwert eines normalen Blutdrucks bei 100 Watt gilt gemeinsam für Männer und Frauen ein Wert von 200/100 mmHg, für 50- bis 60-Jährige ein Wert von 210/105 mmHg.
Der Test sollte immer bis zur objektiven Höchstbelastung des Herz-Kreislauf-Systems erfolgen, also bis zu einem Zustand, den Sie als »Erschöpfung« bezeichnen. Er muss aber auf jeden Fall schon vorher abgebrochen werden, falls Ihre Blutdruckwerte auf über 250/120 mmHg steigen oder körperliche Beschwerden auftreten.

Den inneren Schweinehund besiegen

Die guten Vorsätze, sich mehr zu bewegen, haben Sie. Und weshalb Bewegung so wichtig ist, um blutdruckgesund zu leben, leuchtet Ihnen ein. Jetzt gilt es nur noch, den ersten Schritt zu machen. Was spricht dagegen, diesen jetzt sofort zu tun und Ihren guten Vorsätzen auch Taten folgen zu lassen?
Mit hoher Wahrscheinlichkeit sind Sie aber nicht aufgestanden und zu einem Spaziergang aufgebrochen, sondern bei dem zentralen Problem angekommen, an dem Ihre Vorsätze bisher immer gescheitert sind: Sie bleiben trotz besseren Wissens und Willen sitzen. Und Sie finden immer einen Grund, weshalb Sie gerade jetzt nicht aufstehen und sich bewegen können. Einmal fühlen Sie sich zu kaputt und gestresst, um auch noch spazieren zu gehen. Dann wiederum regnet es

oder Sie können die Kinder nicht alleine lassen. Gründe, weshalb Sie gerade jetzt nicht losgehen können, findet Ihr »innerer Schweinehund« immer und jederzeit. Dabei täuscht er Ihnen jedoch vor, dass er Ihnen nur Gutes tun möchte. Sein eigentliches Ziel ist es aber, Sie daran zu hindern, Ihre Vorsätze in die Tat umzusetzen.

Alte Lernerfahrungen

Was ist das, was wir so salopp den »inneren Schweinehund« nennen? Er ist die Negativ-Stimme in Ihrem Kopf, die Gedanken, die Ihnen suggerieren, dass es besser für Sie wäre, sich zu »schonen«. Die Sie daran hindern, das zu tun, was Sie wirklich wollen: sich für Ihre Gesundheit einzusetzen, Ihren Blutdruck zu senken und wieder schlanker zu werden.

Diese Negativ-Stimme kommt tief aus Ihrem Gedächtnis, sie hasst Veränderungen und beruft sich bei allem, was sie sagt, auf alte, negative Lernerfahrungen. Weil sie keine Veränderung zulässt, realisiert sie nicht, dass sich die äußeren Umstände und Ihre Lebenssituation schon lange verändert haben, sondern sie warnt Sie unablässig vor alten Kamellen.

Sie haben sich als Kind einmal beim Sport verletzt? Schon warnt die Negativ-Stimme, dass Sport gefährlich ist und Sie sicherheitshalber vor dem Fernseher sitzen bleiben sollten.

Der innere Schweinehund hat mächtige Verbündete, wie die Schonprogramme des Körpers, die Sie zur Bewegungslosigkeit verführen.

Heute ist jeder König

Ein Blick in die Geschichte zeigt: Menschen haben sich noch nie gerne körperlich angestrengt. Bewegungslosigkeit war jedoch immer ein Privileg der herrschenden Schicht, der Könige und des Adels. Jeder, der es sich leisten konnte, lag auf der faulen Haut, ließ andere für sich die schweren Arbeiten machen und ging nicht mehr zu Fuß, sondern wurde in Sänften getragen oder fuhr mit der Kutsche.
Hieran hat sich bis heute nicht viel geändert. Doch während sich die Bewegungslosigkeit früher auf eine kleine, privilegierte Adels- und Oberschicht beschränkte, ist sie spätestens seit dem Wirtschaftswunder der Nachkriegszeit in alle deutschen Haushalte eingezogen. Mit dem Auto, den Rolltreppen, den Haushaltsmaschinen, dem Fernseher und dem technischen Fortschritt hat das Schonprogramm seine Diktatur über die Menschen übernommen. Jeder ist heute »König« und kann es sich leisten, zu fahren, anstatt auf Schusters Rappen zu gehen. Und eine große Schar fleißiger, technischer Helfer nimmt uns jede schwere und lästige Arbeit ab.
Die Diktatur der Bio-Schonprogramme ist einer der Gründe, weshalb Sie lieber bequem im Sessel sitzen bleiben und Ihr Vorhaben, sich mehr zu bewegen, immer wieder verschieben. Denn genau diese Diktatur nutzt der innere Schweinehund aus und flüstert Ihnen ein, dass es viel bequemer und einfacher ist, mit dem Auto statt mit dem Fahrrad zu fahren. Und mit jedem Kilo, das Sie zunehmen, wird er überzeugender.

Ist Sport Mord?

Die Negativ-Stimme beruft sich nur auf alte, negative Erfahrungen und ignoriert alle positiven Erfahrungen,

die Sie bisher gemacht haben. Und was noch schlimmer ist: sie will keine positiven Erfahrungen gelten lassen. Sie ist ein wahrer Miesmacher, Spaßverderber und Hemmschuh. Und das alles unter dem Deckmäntelchen, Sie vor Schaden bewahren zu wollen.
Leider haben die meisten Menschen negative Erfahrungen mit Sport und Bewegung gemacht, weil Sie sich irgendwann einmal überanstrengt haben. Diese Lernerfahrungen sind tief ins Gedächtnis eingegraben und wollen sich nicht vom Gegenteil überzeugen lassen. Man ist »im Grunde seines Herzens« davon überzeugt, dass Bewegung und Sport nicht gut ist für die eigene Person. Gegen diese gelernte und tief verwurzelte Überzeugung, die Ihnen der »innere Schweinehund« mit geschickten Argumenten vor Augen führt, kommen Sie mit Ihrem guten Willen alleine nicht an. Dazu müssen Sie schon härtere Geschütze auffahren!

Positive Erfahrungen machen

Negative Erfahrungen können Sie mit positiven Erfahrungen »löschen«. Zugang zu diesen positiven Erfahrungen erhalten Sie, indem Sie Ihre Aufmerksamkeit auf die positiven Erlebnisse richten, die Sie mit Bewegung und Sport gemacht haben. Damit bringen Sie die Negativ-Stimme etwas zum Schweigen. Durch die Veränderung Ihrer Aufmerksamkeit und Ihres Blickwinkels machen Sie sich den Weg frei, weitere positive Erfahrungen, Erlebnisse und Gefühle zu sammeln und wieder Freude an Bewegung und Sport zu bekommen.
Jedem Menschen hat Bewegung und Sport in der Vergangenheit nicht nur Frust gebracht, sondern auch richtig Spaß und Freude bereitet. Sind Sie jemals über

eine blühende Wiese gegangen und haben Blumen gepflückt? Oder an einem Hochsommerabend durch einen duftenden Wald spaziert? Haben Sie schon einmal eine unbekannte Stadt zu Fuß erobert? Erinnern Sie sich: da war nichts anstrengend, nichts mühsam oder schweißtreibend. Sie fühlten sich wohl in Ihrer Haut, waren rundum glücklich und zufrieden.
Genau diese positiven Gefühle wollen Sie sich mit mehr Bewegung wieder verschaffen. Lernen Sie wieder, die schönen Seiten in den Vordergrund zu stellen. Und Sie werden sehen, dass sich die Freude an Ihrem Körper und seiner Fähigkeit zur Bewegung erneut einstellt und Ihr innerer Schweinehund stiller wird.

Ein Hoch auf die Gewohnheit

Am wenigsten müssen Sie sich mit Ihrem inneren Schweinehund auseinander setzen, wenn Sie sich neue Bewegungs-Gewohnheiten schaffen. Gewohnheiten entlasten, weil Sie nicht drüber nachdenken müssen, ob und wie Sie etwas tun oder es vielleicht doch lieber unterlassen wollen. Auf diese Weise halten Sie sich den Kopf für wichtigere Entscheidungen frei.
Wir halten uns zwar für sehr flexibel, aber unser Leben ist voller erlernter Gewohnheiten, von immer gleich ablaufenden Tätigkeiten, die wir durchführen, ohne darüber nachzudenken. Der Hausschlüssel wird immer an den gleichen Platz gelegt, die Kaffeemaschine immer in der gleichen Reihenfolge bedient. Schaltet eine Ampel auf rot, halten wir an. Wir essen mit Messer und Gabel und putzen uns morgens die Zähne.
Ohne diese vielen erlernten Gewohnheiten wäre unser Leben überfrachtet mit einer Unsumme an Entscheidungssituationen, die das Leben sehr beschwerlich machen würden.

Finden Sie die richtige Zeitspanne

Um die Gewohnheit »ich mache täglich einen 30-minütigen Spaziergang« fest in Ihr Leben zu installieren, hilft Ihnen das Bio-Programm »der Körper ist ein Gewohnheitstier«. Denn er liebt Gewohnheiten – mehr noch: er braucht sie sogar, um gesund zu bleiben. Wenn Sie schon einmal umgezogen sind, wissen Sie, dass es eine gewisse Zeit dauert, bis sich die alten Gewohnheiten wieder einstellen, der Weg zur Arbeit vertraut ist, alles seinen Patz hat. Etwas schwieriger ist es, eine neue Gewohnheit im gewohnten Tagesablauf zu integrieren. Hierfür müssen Sie nämlich zunächst eine Zeitspanne finden, in der Sie eine alte Gewohnheit durch eine neue ersetzen können. Durchforsten Sie einmal Ihren Tagesablauf ganz kritisch. Welche alten Gewohnheiten können Sie gut über Bord werfen und durch Ihr Bewegungsprogramm ersetzen? Fahren Sie nach der Arbeit mit dem Bus nach Hause? Steigen Sie doch einfach ein paar Stationen früher aus und gehen den Rest des Weges zu Fuß. Gelegenheiten etwas für seine Gesundheit zu tun, gibt es im Leben eines jeden Menschen. Das beste Beispiel sind Top-Manager, die trotz eines 16-stündigen Arbeitstags noch Zeit für ihre Fitness finden.

Eine neue Gewohnheit im Leben zu installieren erfordert Zeit und Disziplin. In dieser Phase sind Sie besonders anfällig für Ausreden und Scheinargumente, weshalb Sie Ihren Spaziergang nicht machen können.

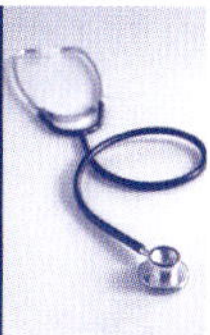

Regelmäßigkeit führt zu Gewohnheit

Gewohnheit stellt sich immer dann ein, wenn Sie einen Ablauf ganz regelmäßig und immer in der gleichen Abfolge wiederholen. Es dauert zwar einige Zeit, bis Sie

etwas gewohnheitsmäßig machen, aber dann können Sie es wie »im Schlaf«. Gewöhnen Sie sich deshalb an, immer zur gleichen Zeit einen zügigen Spaziergang zu machen. Planen Sie diesen Termin als unumstößlich ein und lassen Sie sich von nichts und niemandem davon abhalten, zu dieser Zeit loszugehen.
Am Anfang wird Ihr innerer Schweinehund viele Argumente anführen, weshalb Sie den Spaziergang verschieben sollten. Hören Sie nicht auf ihn, er möchte Sie nur weiter faul und träge im Sessel sitzen lassen!

Die Stopptechnik

Mit der »Stopp-Technik« können Sie ihm seine Macht über Ihre Gedanken nehmen. Bei jeder Überlegung, die Sie vom Losgehen abhalten möchte, denken Sie ganz entschieden: »Stopp, das interessiert mich nicht! Ich gehe los und damit Schluss!« Und vor allem: gehen Sie sofort los.
Auch wenn es Ihnen zu Anfang ein wenig albern erscheint, sagen Sie sich nur diese Formel immer wieder vor. Ansonsten fangen Sie an, mit sich selbst zu diskutieren. Und Ihren alten Lernerfahrungen, den biologischen Schonprogrammen und Ihren bisherigen Einstellungen haben Sie zu diesem Zeitpunkt noch zu wenig entgegen zu setzen. Sie werden diese Diskussion verlieren und Ihren Spaziergang auf morgen verschieben, morgen die gleiche Diskussion führen, verlieren, verschieben – und sich am Ende als willensschwacher Verlierer fühlen.

Stur wie ein Esel

Gehen Sie aber jeden Tag zur gleichen Zeit los, stellt sich bereits nach kurzer Zeit sowohl Ihr Leben als auch Ihr Körper auf diesen Rhythmus ein. Sie werden sich so an diesen täglichen Spaziergang und seine wohltuende Wirkung gewöhnen, dass Sie ihn nicht mehr missen möchten. Jetzt hat Ihr innerer Schweinehund kaum noch eine Chance, Sie am Loslaufen zu hindern. Sie haben richtig Lust darauf, loszugehen, sich den Stress abzulaufen, die Muskeln wieder zu lockern, kräftig durchzuatmen und Ihren Gedanken freien Lauf zu lassen!

Die Politik der kleinen Schritte

Der tägliche Spaziergang von 30 Minuten, der nun ein fester Bestandteil Ihres Lebens geworden ist, würde durchaus reichen, Ihren Blutdruck zu senken, Sie gesünder und fiter werden zu lassen. Haben Sie sich parallel dazu angewöhnt, alle alltäglichen Situationen, in denen Sie sich gut bewegen können, für Ihr Bewegungsprogramm zu nützen, dann haben Sie sich nach und nach eine richtig gute körperliche Kondition aufgebaut und können sich jetzt noch mehr Fitness und Abwechslung in Ihrem Bewegungsprogramm gönnen. Suchen Sie sich in Ruhe eine Sportart aus, die Ihnen wirklich gut gefällt. Wenn Sie zu den Menschen gehören, die sich gerne in geselliger Runde aufhalten, ist Sport eines der besten Mittel, neue Menschen mit gleichen Interessen kennen zu lernen.

Das Angebot an sportlichen Aktivitäten in einer Gruppe, ist riesengroß. So gibt es Bluthochdruck-Gruppen, Walking-Treffs, Sportvereine, Ruderclubs, Tanzschulen und vieles mehr. Ein Blick in Ihre Tageszeitung, ein Anruf bei Ihrer Krankenkasse, beim örtlichen Sportverein oder den Volkshochschulen gibt Ihnen schnell Auskunft darüber, was in Ihrer Region alles angeboten wird.

Mit Spaß und Freude bei der Sache

Vergessen Sie, was Sie im Fernsehen und in Fitnessstudios immer wieder vorgeführt bekommen: übergewichtige, untrainierte Menschen, die sich im Schweiße ihres Angesichts stundenlang abquälen. Sport auf diese Weise zu betreiben ist sinnlos, frustrierend und nervtötend. Das haben Sie überhaupt nicht nötig! Da Sie sich im Alltag bereits ausreichend bewegen, machen Sie Sport, weil Ihnen Bewegung wieder Spaß macht und Sie gerne mehr von diesem Spaß haben möchten. Fangen Sie langsam an und überfordern Sie sich nicht. Schließlich wollen Sie kein Leistungssportler werden, der täglich weit über seine Grenzen geht, sondern ein Spaß-Sportler bleiben, dem die körperliche Bewegung Freude macht und der diese Freude mit netten Menschen gemeinsam genießen möchte.

Bleiben Sie auf der Hut

Normalerweise kennen Sie das Wort »Rückfall« im Zusammenhang mit Alkoholproblemen oder von Rauchern. Aber es gibt auch einen Rückfall aufs Sofa, zurück in die Bewegungslosigkeit. Und diese Gefahr sollten Sie niemals unterschätzen. Besonders gefährdet sind Sie in Zeiten, in denen Sie glauben, alles sicher im Griff zu haben. Der Spaziergang wird täglich gemacht, die Sportgruppe macht Spaß, der Blutdruck ist gesunken. Alles ist bestens.

Und schon steht Ihr innerer Schweinehund wieder auf der Matte! Er rät Ihnen, den Spaziergang heute einmal kürzer zu machen oder vielleicht ganz ausfallen zu lassen. Schließlich hätten Sie letzte Woche so viel gemacht. Oder er kommt mit dem Argument, dass Sie sich um Ihre Freundin kümmern müssen, der es so schlecht geht. Nichts ist so erfindungsreich und über-

zeugend, wie ein innerer Schweinehund. Denn niemand kennt Sie besser als Sie sich selbst.
Wenn Sie in dieser kritischen Situation Ihrem inneren Schweinehund nicht ganz energisch Einhalt gebieten, landen Sie wieder faul auf dem Sofa und können sich von da an der Illusion hingeben, dass Sie eines Tages wieder einen Anlauf machen werden.

Rückfälle in alte Gewohnheiten und damit in die Bewegungslosigkeit sind eine ständige Gefahr, die vor allem dann auftritt, wenn Sie glauben, dass Sie ohne Konsequenzen in Ihrem Bemühen nachlassen können.

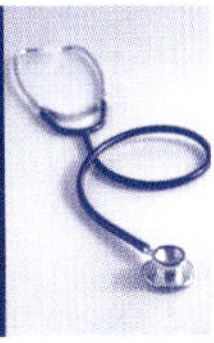

Bevor es so weit kommt, wenden Sie besser gleich die Stopp-Technik an und bleiben Sie dabei, stur wie ein Esel zur gewohnten Zeit Ihren Spaziergang in gewohnter Länge zu machen. Und zwar auch dann, wenn Sie keine große Lust dazu haben. Nur so können Sie den Kampf mit Ihrem inneren Schweinehund gewinnen und weiter auf dem einmal eingeschlagenen Erfolgskurs bleiben.

Belohnung nicht vergessen

Haben Sie den Kampf gewonnen und können wieder unbelastet spazieren gehen, vergessen Sie auf keinen Fall, sich für die bestandene Prüfung zu belohnen. Ein schönes Parfüm, ein Blumenstrauß, ein Theaterbesuch oder ein gutes Buch darf es dann ruhig sein. Auf diese Weise nützen Sie ein wichtiges Lernprinzip des Menschen: positive Erfahrungen werden gerne wiederholt. Dies stärkt Ihnen den Rücken, wenn die nächste Rückfallattacke kommt. Denn leider wird sie nicht ausbleiben. Aber nach jeder überstandenen Rückfallgefahr werden Sie ein wenig selbstbewusster und sicherer und können sich immer besser auf Ihre Stärken verlassen. Und weil Menschen in der Lage sind zu generalisieren, werden sich diese Erfahrungen auch in anderen Lebensbereichen positiv bemerkbar machen. Ihre Selbstsicherheit nimmt zu, Ihre Zuversicht in die eigene Stärke wächst. Denn Sie haben einen wirkungsvollen Weg gefunden, den ewigen Neinsager, Zweifler und Miesmacher in den Griff zu bekommen: Sie haben gelernt, Ihren inneren Schweinehund zu besiegen.

Rauchstopp

Weitaus schwieriger, als Bewegung ins Leben zu bringen, ist es, mit dem Rauchen aufzuhören. Trotz vieler Aufklärungskampagnen und großer Warnhinweise auf Zigarettenschachteln, trotz Verärgerung darüber, dass Tabakwaren immer teurer werden, rauchen 20 Millionen Bundesbürger oft bis zu drei Schachteln Zigaretten am Tag. Alle wissen, wie gesundheitsschädlich Rauchen ist. 80 Prozent würden deshalb gerne mit dem Rauchen aufhören. Zwei Drittel haben bereits einen oder mehrere Versuche hinter sich, dem stinkenden Qualm vollständig zu entsagen. Doch kaum ein Raucher kann dauerhaft auf die Zigarette verzichten, sondern schadet weiter seiner Gesundheit.

Rauchen begünstigt Arteriosklerose

Zigarettenrauchen fördert die Entstehung von Arteriosklerose über mehrere Wege. Bei jedem Lungenzug, den ein Raucher macht, setzt sich das eingeatmete Kohlenmonoxid auf die roten Blutkörperchen, die eigentlich Sauerstoff transportieren sollten. Auf diese Weise gelangt Kohlenmonoxid statt Sauerstoff ins Gehirn und in die Organe. Die ständige Sauerstoffunterversorgung führt dazu, dass das schädliche LDL-Cholesterin leichter in die Arterienwände eindringen und sich dort als »Fettpickel« ansammeln kann. Die Arterien verengen sich, der Blutdruck steigt. Rauchen reduziert darüber hinaus den Rücktransport von Cholesterin zur Leber, indem es die Bildung von HDL-Cholesterin behindert.

Rauchende Hypertoniker

Für Menschen mit Bluthochdruck ist der Griff zur Zigarette besonders schädlich. Schon nach dem Genuss einer einzelnen Zigarette steigt der Blutdruck für fast 10 Minuten um bis zu 30 mmHg an und der Puls wird um bis zu 30 Schläge in der Minute schneller.
Dem steht gegenüber: vollständiger Nikotinverzicht wirkt sich bei Hypertonikern ganz besonders positiv aus. Sie können Ihr Risiko für einen Herzinfarkt oder Schlaganfall um etwa die Hälfte reduzieren, wenn Sie aufhören zu rauchen. Hinzu kommt, dass eine medikamentöse Behandlung des Bluthochdrucks bei Nichtrauchern wesentlich besser zu wirken scheint als bei Rauchern.

Rauchen will gelernt sein

»Das Rauchen aufzugeben, ist nicht schwer. Ich habe es über hundertmal gemacht.« Mark Twain konnte zwar Millionen von Menschen mit seinen Büchern begeistern und seine Probleme mit der Rauchabstinenz brillant formulieren, aber aufhören zu rauchen konnte er nicht. Auch von Sigmund Freud, dem Begründer der Psychoanalyse, ist bekannt, dass er trotz einer Kieferkrebserkrankung nicht auf seine geliebte Zigarre verzichten konnte. Die Liste ließe sich beliebig fortführen. Wahrscheinlich gibt es keinen Vorsatz, der so oft gebrochen wurde, wie derjenige: »Ab morgen höre ich für immer auf zu rauchen.«

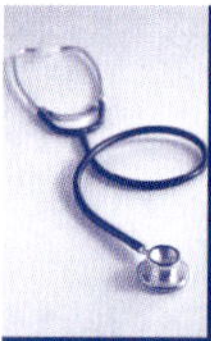

Vom eingefleischten Raucher zum dauerhaften Nichtraucher zu werden ist so schwierig, weil es um weit mehr geht, als einfach auf den Griff zur Zigarette zu verzichten. Es geht um tief verwurzelte Lernerfahrungen, körperliche Abhängigkeit und Gewohnheit.

Raucher fallen nicht vom Himmel, sondern haben gelernt, dass Rauchen für sie etwas Positives ist.
Über diese positiven Rückmeldungen lernen Raucher: Zigaretten sind gut, sie tun gut und hiervon möchte ich mehr haben. Fällt hingegen die Zigarette weg, schreit der Körper förmlich nach einem neuen Nikotinkick. Der Drang, zur nächsten Zigarette zu greifen, wird von Minute zu Minute größer. Nervosität und Gereiztheit stellen sich ein. Bei manchen Rauchern kommt es sogar zu körperlichen Entzugserscheinungen. Entsprechend lernen Raucher: nicht zu rauchen ist schlecht für mich, nicht zu rauchen gilt es zu vermeiden.

Die große Stunde des inneren Schweinehunds

Diesen tief ins Gedächtnis eingegrabenen Lernerfahrungen haben Raucher nur ihren guten Willen zum Aufhören entgegen zu setzen. Damit schlägt die große Stunde des inneren Schweinehunds. Er ist sehr erfinderisch, um Sie vom Weiterrauchen zu überzeugen und wiegelt geschickt alle Gefahren ab, die mit dem blauen Dunst verbunden sind. So führt er Beispiele von Rauchern an, die bis ins hohe Alter rauchen und gesund blieben, wie Ex-Bundeskanzler Helmut Schmidt. Oder er verweist darauf, dass Raucher viel geselliger und lustiger sind, als miesepetrige Nichtraucher. Wie hässlich Lungenkrebs ist und wie dramatisch ein Herzinfarkt oder Schlaganfall – davon möchte er nichts wissen.

Gewohnheiten sind hartnäckig

Der innere Schweinehund hat noch einen weiteren, sehr mächtigen Verbündeten: die Gewohnheit. Raucher haben ihre Sucht fest in ihr tägliches Leben eingebaut. Zur Tasse Kaffee oder zum Bier gehört eine Zigarette. Bei Ärger und Stress reduziert der Griff zum Glimmstängel die Anspannung. Und »die Zigarette danach« soll angeblich die beste sein.

Im Leben eines Rauchers gibt es fast keine Situation, die sich nicht zum Griff zur Zigarette eignet. Und er greift zu – tagelang, wochenlang, jahrelang! Dieser Griff zur Zigarette ist so zur Gewohnheit geworden, dass immer dann, wenn er wegfällt, eine kleine Leere entsteht, die schmerzlich an die Zeit erinnert, als die Zigarette noch zum Leben gehörte. Denn mit dem Rauchstopp fällt zwar eine Unmenge an Gewohnheiten weg, aber es wurden noch keine neuen aufgebaut. Entsprechend groß ist die Verführung durch den inneren Schweinehund, wenigstens in der einen oder anderen Situation – etwa bei Stress – zum Glimmstängel zu greifen.

Ab morgen ist Schluss mit Rauchen!

Die »Schlusspunkt-Methode« ist bei Rauchern nach wie vor die beliebteste Methode, mit dem Rauchen aufzuhören. Sie geht ganz einfach: man hört von einem Tag auf den nächsten auf zu rauchen. So einfach und bestechend diese Methode klingt, so mäßig ist ihr Erfolg. Nur zwei bis fünf Prozent der aufhörwilligen Raucher schaffen es, auf diese Weise zum stabilen Nichtraucher zu werden. Ihr Wille ist zwar groß, aber der innere Schweinehund und seine Verbündeten sind wesentlich stärker.

Welche Hilfen nützen?

Nikotinersatzpräparate zur Unterstützung einzusetzen, kann zwar den Druck für einen neuen Nikotinkick lindern, aber weder tief verwurzelte Lernerfahrungen noch Gewohnheiten beseitigen. Doch die Drucklinderung scheint besser als nichts zu sein. Denn durch den Einsatz von Nikotinersatzpräparaten steigt die Wahrscheinlichkeit, dauerhaft nikotinabstinent zu bleiben, etwas an.
Anders sieht es beim Einsatz von Akupunktur und Hypnose aus. Sie sollen zwar auch den Nikotindruck mildern und damit den Weg zur Abstinenz erleichtern, aber bisher fehlt jeder wissenschaftliche Beweis dafür, dass diese Methoden erfolgreich sind. Außerdem ist es sehr schwierig für einen Laien, seriöse Anbieter von unseriösen Geldmachern zu unterscheiden, die mit großen Versprechungen und dem Leidensdruck von Rauchern einen schnellen Euro verdienen wollen.

Rauchen verlernen

Unschlagbar auf dem Weg, ein erfolgreicher Nichtraucher zu werden, ist bisher die Verhaltenstherapie. Selbst ein Jahr nach der Raucherentwöhnung sind noch 25 bis 30 Prozent der ehemaligen Raucher stolze Nicht-

raucher. Der Erfolg dieser Methode beruht darauf, dass Raucher mit fachlicher Unterstützung lernen, ihre erlernten Rauchgewohnheiten zu erkennen und diese durch neue, gesundheitsbewusste zu ersetzen.
Eine Verhaltenstherapie dauert in der Regel fünf bis zehn Stunden. Adressen von seriösen Anbietern können Sie bei den Krankenkassen oder über den Fachverband für Verhaltenstherapie e.V. (Adresse im Anhang, hintere Umschlaginnenseite) erhalten. Viele gesetzliche Krankenkassen übernehmen zudem den größten Teil der Kosten.

Fragen Sie gezielt bei Ihrer Krankenkasse nach, wenn Sie mit dem Rauchen aufhören wollen. Diese kann den Weg zum Nichtraucher oft leichter machen, als so mancher Raucher glaubt.

Negativen Stress abbauen

Stress ist ein bedeutender Risikofaktor, den Sie ebenfalls durch Ihr Handeln, durch Ihre Einstellungen und Ihre Lebensweise erheblich reduzieren und damit Ihren Blutdruck deutlich senken können.
Wenn wir von Stress sprechen, meinen wir in der Regel psychischen Stress. Und fast immer meinen wir die schädliche, krank machende Form des psychischen Stresses, den Disstress. Ausgelöst wird er von äußeren Faktoren, den so genannten Stressoren.
Unser Leben ist voller kleiner und größerer, voller kurzfristiger und länger andauernden Stresssituationen. Wie Stressforscher sehr gut belegen konnten, liegt das daran, dass Stressoren in fast allen Formen

und Situationen auftreten. Das kann ein nörgelnder Chef sein oder die Kollegen, die einen seit Wochen mobben. Das kann ein bevorstehender wichtiger Vortrag sein oder der Frust, im Arbeitsleben keine eigenen Ideen einbringen zu dürfen. Oder der Computer, der ständig abstürtzt oder die Kinder, die heute wieder besonders quengeln und nerven.

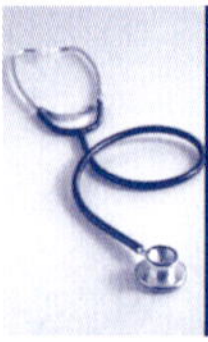

Psychischer Stress löst eine ganze Kaskade von körperlichen Reaktionen aus, die den Körper in Alarmbereitschaft versetzen.

Disstress wird emotional als negativ erlebt und von körperlichen Vorgängen begleitet. Im Nebennierenmark werden die Stresshormone Adrenalin und Noradrenalin produziert und ins Blut ausgeschüttet. Der Blutdruck steigt, das Herz schlägt schneller, die Muskeln spannen sich an, der Atem wird schneller und flacher. Der ganze Körper steht in Alarmbereitschaft, die Bedrohung zu beseitigen oder zu flüchten. Als zivilisierte Menschen haben wir jedoch gelernt, diesen körperlichen Stress-Energieschub unter Kontrolle zu bringen. Wir werfen den Kollegen nicht den Fehdehandschuh vor die Füße und fordern sie zum Zweikampf heraus, wir werfen auch nicht das Handtuch und flüchten unter die Bettdecke, sondern wir lassen es zu, dass sich die ganze Stress-Energie im Körper anstaut und sich schließlich gegen uns selbst richtet.

Anders als zur Zeit unserer Ururahnen sind heutige Stressoren nicht mehr sicht- und greifbar. Sie sind keine realen Feinde, die es zu überwältigen gilt, um Leib und Leben zu retten. Sie heißen nicht mehr Bär oder Räuber, sondern;

- Zeitmangel und Zeitdruck,
- ständige Unterbrechungen bei der Bewältigung einer Aufgabe,
- Überforderung und Unterforderung,
- Mobbing am Arbeitsplatz,
- Scheidung und Umzug,
- Angst, nicht zu genügen und
- Reizüberflutung.

Moderner Stress

Moderne Stressoren bedrohen uns nicht mehr direkt, sondern indirekt durch die Konsequenzen, die sich ergeben könnten. Diese Konsequenzen sind reine Vermutungen und welche Sie erwarten, hängt entscheidend von Ihren Einstellungen, Erwartungen, Hoffnungen und Befürchtungen ab. Kein Stressor kann ohne Ihr Zutun, ohne Ihre Erwartungshaltung auftreten oder Stress verursachen. Deshalb können auch nur Sie selbst sich unter Disstress setzen – oder es genauso gut lassen.

Wenn Sie beispielsweise glauben, dass sich aus Ihrem Arbeitstempo keinerlei Konsequenzen ergeben, kann der Stressor Zeitmangel nicht auftreten und Sie werden keinen Disstress erleben. Selbst Mobbing führt nicht zum Stress, wenn es der betreffenden Person vollkommen gleichgültig ist, wie, wo und mit wem sie arbeitet.

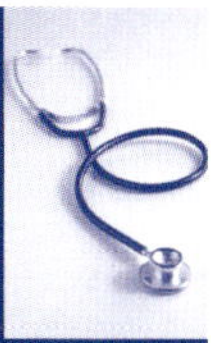

Es geht auch positiv – Eustress

Wie fast alle Dinge im Leben hat auch Stress zwei Seiten. Die positive Seite des Stresses heißt Eustress. Aber diese Seite des Stresses wird meist nicht bewusst wahrgenommen. Deshalb wissen viele Menschen nicht, dass Stress nicht nur krank machen kann, sondern auch dafür verantwortlich ist, wenn sie Höchstleistungen vollbringen, Freudensprünge machen oder schwierige Situationen brillant meistern. Eustress ist der Motor für höchste Konzentration, er richtet die Aufmerksamkeit auf ein Ziel und lässt uns über unsere Grenzen hinauswachsen.

Diese positive Form des Stresses setzt die Energien frei, die wir brauchen, um viele Termine zu koordinieren, uns optimal zu konzentrieren oder eine schwierige Aufgabe erfolgreich zu lösen.

Und wer schon einmal glücklich verliebt war, weiß, wie ausgesprochen euphorisierend eine der allergrößten Stresssituationen sein kann.

Was unterscheidet Dis- von Eustress?

Unsere Bio-Programme stellen uns die Energie und die körperliche Bereitschaft zur Verfügung, die wir benötigen, um mit »Bedrohungen« aller Art umgehen zu können.

Um den Körper zu schützen kennen die Bio-Programme nur zwei Lösungen: Flucht und Angriff. Für beide Varianten ist der Körper in Alarmbereitschaft versetzt worden. Welche dann jedoch tatsächlich gewählt wird, hängt von der individuellen Bewertung der jeweiligen Situation ab.

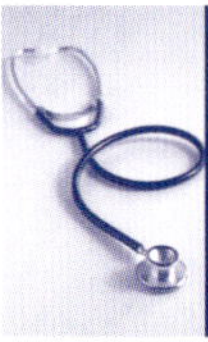

Ob Stressoren zu Stressreaktionen führen, ob Disstress oder Eustress entsteht, hängt entscheidend von Ihrer subjektiven Bewertung der aktuellen Lage ab.

Waren unsere Urvorfahren der Überzeugung, dass der Feind zu besiegen ist, wählten sie den Angriff, ansonsten ergriffen sie die Flucht. Interessanterweise hat sich hieran in Millionen von Jahren kaum etwas verändert. Die Bedrohungen sind zwar »moderner« geworden, aber die Bio-Programme versetzen den Körper immer noch in gleicher Weise in Alarmbereitschaft wie zu Urzeiten. Ob diese Bereitschaft in Flucht oder Angriff umgesetzt wird, hängt bis heute von der individuellen Bewertung der Situation ab. Modernisiert und zivilisiert wurden jedoch die Ausdrucksmöglichkeiten von Flucht und Angriff.

Disstress ist die Flucht nach innen

Disstress entsteht immer dann, wenn Sie sich einer Situation hilflos ausgeliefert fühlen. Wenn Sie glauben, durch aktives Handeln die jeweilige Situation nicht beherrschen oder verändern zu können, ohne dass sich hieraus negative Konsequenzen ergeben.
Disstress ist somit die moderne Variante vom steinzeitlichen Bärenjäger, der sich einem riesigen Bären gegenübersieht und feststellt, dass jeder Versuch ihn zu erlegen, zum sicheren Tod führen würde. Doch während der Bärenjäger Fersengeld gab und damit die vom Körper bereitgestellte Energie verbrauchte, zieht sich der »moderne, zivilisierte« Mensch bewegungslos in sein Inneres zurück und versucht die bedrohliche Situation auszuhalten.
Aus Angst vor Arbeitslosigkeit und Geldsorgen hält die Verkäuferin das Mobbing ihrer Kollegen aus. Um die Anerkennung seiner Freunde und Bekannten nicht zu verlieren, hetzt ein Geschäftsführer von Termin zu Termin, obwohl er schon lange den Sinn seiner Arbeit nicht mehr sieht. Aus einem starken Verantwortungsgefühl

heraus reiben sich viele Frauen zwischen Beruf und Familie auf, im Glauben, dass ohne ihren permanenten Einsatz das ganze Gefüge zusammenbrechen würde. Diese Form des Stresses macht krank, weil die ganze Alarmbereitschaft, die den Körper zur kurzfristigen Hochleistung »Flucht« befähigt, nicht in Bewegung umgesetzt wird. Es kommt zu einem enormen körperlichen Energiestau, der sich selbst immer weiter hochschaukelt und am Ende müde, kraftlos, gereizt und krank macht.

Wie man eine Situation betrachtet, so ist sie

In der Regel können die äußeren Umstände nicht verändert werden. Das ist meistens auch nicht notwendig. Denn die gleichen Stressoren, die zu Disstress führen, können Eustress hervorrufen. Nämlich dann, wenn Sie positive Konsequenzen erwarten oder der Ansicht sind, durch Ihr eigenes Handeln die Situation beherrschen und günstig beeinflussen zu können. Dann werden Sie zum Löwenjäger, der den Löwen taxiert und erkennt, dass dieser Löwe von ihm zu besiegen ist. Dann geben Ihnen die gleichen Stressreaktionen des Körpers den Kick, den Sie brauchen, um siegreich aus dem Kampf hervor zu gehen. Sie erhöhen Ihre Aufmerksamkeit und Konzentration auf die Lösung der Aufgabe. Zeitmangel

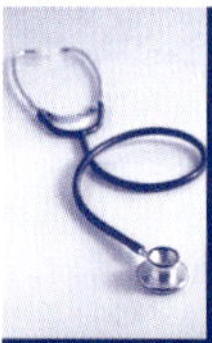

Eustress wird nach wie vor in Handlungen und in Bewegung umgesetzt. Deshalb macht er nicht krank, sondern hält fit und leistungsstark. Er ist die Würze des Lebens, der Motor für außergewöhnliche Leistungen und der Garant, dass Sie schwierige Situationen erfolgreich meistern.

wird zur Herausforderung, die Arbeit doch noch zu schaffen. Ein großes Projekt wird zum Prüfstein für das eigene Können. Selbst die Kündigung eines ungeliebten Jobs oder die Trennung von einem langjährigen Partner wird nicht als katastrophales Ende, sondern als Neuanfang mit besseren Perspektiven gesehen.

Lernen Sie Gelassenheit

Ohne Zweifel ist es für Disstressgeplagte sinnvoll, Entspannungsmethoden zu erlernen, mit deren Hilfe sie negativen Stress abbauen können. Meist dauert es aber relativ lange, bis man sie sicher beherrscht. Eine absolut zuverlässige, ständig verfügbare, schnell wirksame Methode – die zudem in jeder Situation eingesetzt werden kann – ist die Gelassenheit.
Eine Gelassenheit, die aus der Einsicht heraus entsteht, dass Sie in manchen Situationen nicht handeln können. Etwa dann, wenn Sie zu einem wichtigen Termin müssen und mitten in einem Stau stecken. In einer solchen Situation können Sie sich aufregen, Ihren Blutdruck in wahre Himmelshöhen jagen. Der Stau wird sich davon aber nicht auflösen, und sie werden dadurch auch keine Minute früher ankommen.
Sie können die Situation nicht verändern, aber Sie ganz alleine entscheiden darüber, wie Sie mit dieser Situation umgehen. Ob Sie sich die Konsequenzen in den dunkelsten Farben ausmalen, sich weiter und weiter unter Disstress setzen. Oder ob Sie gelassen mit der aktuellen Situation umgehen und sich in aller Ruhe überlegen, wie Sie situationsgerecht handeln können. Die Welt wird deswegen nicht untergehen. Und um neue Kräfte zu sammeln, schadet es nicht, wenn Sie die erzwungene Ruhepause zur Entspannung nutzen.

Nehmen Sie Zeitdruck gelassen hin

Besonders verheerend wirkt sich Disstress aus, der durch lang anhaltenden Zeit- und Leistungsdruck erzeugt wird. Mit diesen beiden Stressoren katapultieren Sie Ihren Blutdruck permanent in schwindelerregende Höhen. Mit Gelassenheit hingegen schlagen Sie diesen beiden Übeltätern ein Schnippchen.

Gelassenheit stellt sich von alleine ein, wenn Sie aufhören, ständig über die negativen Konsequenzen nachzudenken, die sich daraus ergeben könnten, dass Sie eine Aufgabe nicht innerhalb einer bestimmten Zeit erledigt haben. Denn trotz dieser negativen Erwartungshaltungen werden Sie nicht mehr Zeit zur Verfügung haben, sondern sich häufig blockiert fühlen und Fehler machen, deren Korrektur wiederum Zeit in Anspruch nimmt, so dass Sie immer weiter in die Zeitfalle geraten.

Disstress ist keine Lösung für ein Zeitproblem oder Zeitmangel. Er macht Sie vielmehr hektisch, unkonzentriert und krank. Er lässt Sie Fehler machen und damit in noch größere Zeitnot kommen.

Keine Hektik, wenn es eilt

Bleiben Sie gelassen und richten Sie Ihre Aufmerksamkeit darauf, die Ihnen zur Verfügung stehende Energie und Zeit optimal zu nützen. Nehmen Sie sich Zeit – auch wenn Sie glauben, keine zu haben – und arbeiten Sie einen detaillierten Zeitplan aus, den Sie dann konsequent Punkt für Punkt abarbeiten. Durch die Erfolgserlebnisse, die Sie sich auf diese Weise schaffen, wächst Ihre Zuversicht in die eigene Leistungsfähigkeit – und positiver Eustress kann sich einstellen.

Schnelle, hilfreiche Lösungen

Das mit der Gelassenheit ist oft leichter gesagt als getan. Wenn Sie merken, dass Sie wieder unter Stress geraten und sich keine Gelassenheit einstellen möchte, versuchen Sie es doch einmal mit einem ganz einfachen Trick:

Atmen Sie ganz tief aus, bis Sie den Eindruck haben, ganz leer zu sein, alle Luft aus den Lungen gepumpt zu haben, und lassen Sie die Schultern tief fallen. Tiefes Ausatmen macht ruhig und nimmt die Anspannung weg. Setzen Sie gleichzeitig die »Stopp-Technik« ein, indem Sie sich gedanklich ganz energisch sagen: »Stopp, ich habe keine Lust mehr, mich selbst fertig zu machen«, dann bringen Sie das negative Gedankenkarussell schnell wieder auf Gesundheitskurs.

Schleppen Sie Stress nicht Tag für Tag mit sich herum. Er macht Sie nur krank, ist destruktiv und unnötig. In Bewegung umgesetzt macht die Stress-Energie hingegen schlank, gesund und fit, bringt Entspannung, gute Laune und senkt den Blutdruck.

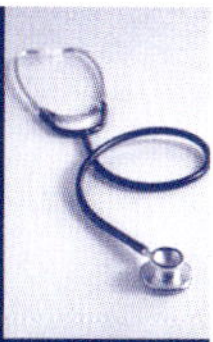

Und vor allem: bewegen Sie sich. Stress versetzt Ihren Körper in eine Alarmbereitschaft, die für Bewegung gedacht ist. Sie müssen weder flüchten noch angreifen, aber Sie können den Stress-Energieschub ablaufen, indem Sie einen zügigen Spaziergang machen, Walken oder Joggen.

Laufen Sie einfach so lange, bis Sie sich wieder ruhiger und ausgeglichener fühlen, bis Sie alle Stressenergie in Bewegung umgesetzt haben. Wenn Sie nicht gleich loslaufen können, machen Sie es abends – auch dann hilft ein kurzer Lauf, Stress abzubauen.

Entspannungstechniken

Entspannungstechniken lassen sich im Wesentlichen in zwei Gruppen einteilen:

1. mentale Beeinflussung des Körpers zur Stressreduktion

Zu den Techniken, die zur mentalen Beeinflussung des Körpers angeboten werden, zählen beispielsweise autogenes Training, Meditation, positives Denken und Yoga. Ihre Stärke liegt darin, dass Sie zwar bewegungslos bleiben, aber durch den Einsatz Ihrer Gedankenkraft Entspannung und Erholung des Körpers hervorrufen können. Gemeinsam ist diesen Techniken, dass sie von einer Körper-Seele-Einheit ausgehen, die über Selbstsuggestion (Selbstbeeinflussung) wieder ins Gleichgewicht gebracht werden kann. Obwohl es viele Bücher gibt, mit deren Hilfe Sie sich diese Techniken in Eigenregie aneignen können, sollten sie unter fachlicher Anleitung erlernt werden. Nur so können Sie sicher sein, die jeweilige Technik richtig zu beherrschen. Angeboten werden Kurse von Volkshochschulen, Ärzten, Krankenkassen und spezialisierten Instituten.

2. physische Beeinflussung des Körpers zur Entspannung.

Mit dem Körper für den Körper arbeiten hingegen Techniken wie progressive Muskelentspannung, Qi-Gong, Akupunktur, verschiedene Massagetechniken und Rebirthing. Bei ihnen geht es vor allem darum, die im Körper und der Muskulatur gestaute Energie über den Körper selbst wieder zum Fließen zu bringen.
Nicht jede Entspannungstechnik eignet sich für jeden. Entscheidend ist, inwieweit Sie sich auf die jeweilige Philosophie, die hinter jeder dieser Techniken steht,

einlassen können. Hinzu kommt Ihr persönliches Temperament. Für Menschen, die sehr schlecht ihre Gedanken abschalten können oder leicht »in die Luft gehen«, eignet sich die progressive Muskelentspannung oft besser als autogenes Training oder Meditation. Letztendlich gibt es nur eine Möglichkeit, das geeignete Anti-Stressprogramm für sich zu finden: Probieren geht hier deutlich über Studieren.

Blutdruck-gesunde Ernährung

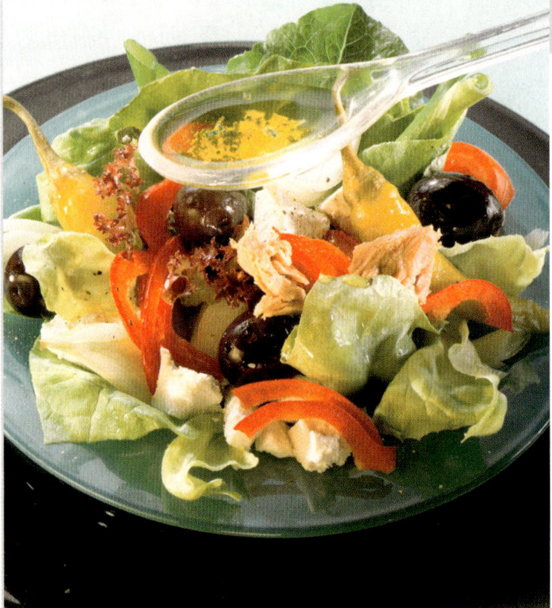

Das Märchen von der Erfolgsdiät

Essen gehört zu den schönsten Dinge im Leben. Von entscheidender Bedeutung für Ihren Blutdruck und Ihre Gesundheit ist nicht, dass Sie essen, sondern *was* Sie essen. Mit einer blutdruckgesunden Ernähung können Sie Ihren Blutdruck effektiv senken und Ihren Körper insgesamt auf Gesundheitskurs bringen. Ohne Diät und Verzicht reduzieren Sie mit ihr den Risikofaktor Nummer 1 für Bluthochdruck: Übergewicht.

Appetit statt Hunger

Wir können es einfach nicht lassen: wir müssen und wollen essen. Dafür sorgen unsere Bio-Programme, die uns bei Nahrungsentzug mit Hunger quälen. Hunger ist ein so dominantes Gefühl, dass Menschen, die über lange Zeit hungern mussten, berichten, außer Hunger wäre für sie nichts mehr von Bedeutung gewesen.

In unserer heutigen Überfluss-Gesellschaft macht niemand mehr die Erfahrung, wie sich lang anhaltender, quälender Hunger anfühlt. Wir haben Appetit und manchmal etwas, das wir Hunger nennen. Und beides können wir sofort und ungezügelt stillen, denn Nahrung ist ständig und überall verfügbar. Hier lockt ein Snack, dort lauert die Currywurst, die Tiefkühlpizza ist schnell im Ofen. Chips und Nüsse zum Fernsehabend, eine saftige Schweinshaxe zum Abendessen, Pommes auf die Hand, Kuchen zum Kaffee, ein Eisbecher zur Belohnung. So sieht der Speiseplan von vielen Bundesbürgern aus. Und das Ergebnis lässt sich sehen: dicke Menschen, wohin das Auge schaut.

Die Deutschen sind zu dick

Nach den Daten des Robert-Koch-Instituts in Berlin, das regelmäßig einen repräsentativen Überblick über Körpergröße und Gewicht der Bundesbürger in einem Bundes-Gesundheitssurvey herausgibt, sieht es nicht gut aus, wenn es um den Risikofaktor Nummer 1 für Bluthochdruck geht: Übergewicht und Adipositas (starkes Übergewicht). Demnach haben fast 70 Prozent aller Männer und über 50 Prozent aller Frauen einen BMI-Wert von über 25 und sind damit übergewichtig. Rund 20 Prozent aller Erwachsenen sind bereits so dick, dass sie auf einen BMI-Wert von über 30 kommen.

Der BMI berechnet sich aus dem Körpergewicht (in kg) geteilt durch die Körpergröße (in m) zum Quadrat:

$$\text{BMI} = \frac{\text{Körpergewicht (in kg)}}{\text{Körpergröße}^2 \text{ (in m)}}$$

Eine Person mit einem Gewicht von 60 kg und einer Größe von 1,60 m hat demnach einen BMI von:
60 (kg) : $1{,}6^2$ (m) = 60 : 2,56 = 23,4 und ist normalgewichtig.

Und wie hoch ist Ihr BMI?

BMI bis 20: Untergewicht
BMI 21–25: Normalgewicht
BMI 26–30: Übergewicht
BMI 31–35: Adipositas I
BMI 36–40: Adipositas II
BMI über 40: Adipositas III

Zu viele Pfunde machen krank

Übergewicht/Adipositas ist der bedeutendste Risikofaktor für Bluthochdruck. Forscher haben herausgefunden, dass zwischen Bluthochdruck und Übergewicht eine enge Beziehung besteht, eine Wechselwirkung, die sich gegenseitig verstärkt. Einerseits wird der Blutdruck durch die überzähligen Kilos in die Höhe getrieben, andererseits erhöht die Kombination Bluthochdruck-Übergewicht das Risiko für schwerwiegende Folgeerkrankungen dramatisch.

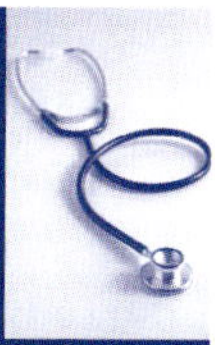

Übergewicht ist nicht nur für Bluthochdruck Risikofaktor Nummer 1, sondern auch für

- Arteriosklerose,
- Schlaganfall,
- koronare Herzerkrankungen wie Herzinfarkt,
- hohe Cholesterinspiegel,
- Typ-2 Diabetes,
- Erkrankungen des Bewegungs- und Stützapparates.

Ernährungsumstellung

Nachdem Sie jetzt fast alle veränderbaren Risikofaktoren für Bluthochdruck ausgeschaltet haben und Ihren Blutdruck durch regelmäßige Messungen kontrollieren, können Sie sich ans Finale Ihres Gesundheitsprojektes wagen: die Umstellung Ihrer Ernährung. Diese sollten Sie auf jeden Fall umstellen und ganz besonders dann, wenn Sie einige Pfunde zu viel auf Rippen, Bauch und Oberschenkeln haben. Denn der Risikofaktor Übergewicht kann mit keiner anderen Methode als mit Abnehmen beseitigt werden.

Diäten haben langfristig keinen Erfolg

Abnehmen hat sehr wenig mit Diät zu tun. Ganz im Gegenteil. Alle großen wissenschaftlichen Untersuchungen bestätigen: es ist zwar möglich, mit einer Diät kurzfristig einige Pfunde zu verlieren, aber der Erfolg ist nicht von Dauer. Im Normalfall sind die Pfunde schnell wieder da, wo sie waren, und am Ende hat man nicht ab-, sondern zugenommen. Wissenschaftler bezeichnen dies als Jojo-Effekt, der für den Körper sogar noch schädlicher sein soll, als konstantes Übergewicht.

Natürlich will jeder, der eine Diät macht, schnelle und beeindruckende Erfolge sehen. Schließlich soll sich die Quälerei lohnen und das Ergebnis von anderen bewundert werden. Trend ist zurzeit, 20 Kilogramm innerhalb eines Jahres an Gewicht zu verlieren. Von diesen überzogenen Erfolgsversprechungen lebt eine ganze Abnehmindustrie, sie sichern Fernsehsendern Einschaltquoten und Zeitschriften Umsatzzahlen. Menschen wie Du und Ich, aber auch immer mehr Prominente manchen uns vor, wie einfach es mit der jeweils angepriesenen Diät sei, ein schlanker und glücklicher Mensch zu werden.

Auswirkungen auf das Selbstwertgefühl

Und Millionen von Frauen, Männern und Jugendlichen versuchen ihnen nachzueifern; und werden dabei ständig dicker statt schlanker. Leider hat bei vielen dieses »Versagen« nicht nur Auswirkungen auf ihre Figur und ihre Gesundheit, sondern auch auf ihr Selbstwertgefühl. Sie fühlen sich als »willensschwach«, weil sie ihre hoch gesteckten Ziele nicht erreichen, die doch angeblich mit ein wenig »gutem Willen« und »etwas Disziplin« von jedem problemlos und ohne Aufwand zu erreichen sind.

Guter Wille reicht nicht aus

Der Wille kann mit unter Berge versetzen. Aber er reicht nicht aus, um jahrelang gegen die Arterhaltungsprogramme des Körpers zu arbeiten. Mit eisernem Willen können sie zwar eine Zeit lang überlistet werden, aber der Preis, den Sie dafür zahlen müssen, ist ziemlich hoch.

Wenn es Ihnen tatsächlich gelingen sollte, 20 Kilogramm innerhalb eines Jahres abzunehmen, werden Sie nicht die ersehnte Bikinifigur eines Models haben, sondern überhaupt keinen Bikini mehr tragen können – weil nämlich Ihre Haut unansehnlich in schlaffen Falten an Ihnen herunterhängt. Ihr Gesicht wird faltig und verbissen aussehen, Ihre Laune wird auf dem Nullpunkt angekommen und Ihre Gesundheit ruiniert sein.

Sie sind kein »Versager«, wenn Sie eine solche Tortour nicht durchhalten. Seien Sie Ihrem Körper lieber dankbar, dass er Sie mit seinen vielen Schonprogrammen davor bewahrt, sich selbst so großen Schaden zuzufügen.

Da Sie sich aber über lange Zeit hinweg falsch ernährt haben, hat Ihr Körper zu viele Fettreserven angelegt, wodurch seine Bio-Programme aus dem Gleichgewicht kamen und Ihr Blutdruck anstieg.

Mediziner und Wissenschaftler halten eine jährliche Gewichtsreduktion von fünf bis zehn Prozent des Körpergewichts nicht nur für eine realistische, sondern auch für ein gesundheitsförderliche Größenordnung, an der Sie sich beim Abnehmen unbedingt orientieren sollten.

Mit Ihrem Bewegungsprogramm, kombiniert mit einer Ernährungsumstellung, können Sie diese Größenordnung ganz ohne Diät und Verzicht erreichen. Sagen Sie Diäten für immer Lebewohl und essen Sie sich gesund, schlank und glücklich.

Nie mehr hungern

Ernährungsumstellung ist das Zauberwort für einen normalen Blutdruck, für Gesundheit, eine Traumfigur und ein Rundumwohlfühl-Gefühl, nicht Willensstärke, Disziplin und Verzicht. Eine Ernährungsumstellung bringt zwar nicht den schnellen Erfolg, aber dafür einen Erfolg, an dem Sie sich den Rest Ihres Lebens erfreuen können. Sie macht lebenslang jede Diät überflüssig, hält Sie blutdruckgesund und bewahrt Sie vor jedem Jojo-Effekt. Sie müssen weder hungern noch verzichten, Sie brauchen sich in kein enges Diätkorsett zwängen zu lassen, sondern Sie können sich alles gönnen, was Ihr Körper braucht, um schlank und gesund zu werden – und es zu bleiben.

Und was ist mit Chips?

In unserer Gesellschaft haben die meisten Menschen einen »falschen« Geschmack erlernt. Denn unser Körper braucht weder fettige Currywurst noch Chips oder dicke Sahnetorten, sondern Obst, Gemüse und fettarme Kost. Und leider glauben vor allem etwas molligere Menschen, dass sie das, was ihr Körper braucht, überhaupt nicht mögen. Sie schwärmen von Schweinshaxe mit Knödeln, schwören auf Pizza und schwelgen in Süßigkeiten und Knabberzeug. Aber auch solchen Menschen kann eine Ernährungsumstellung problemlos gelingen, wenn sie das Pferd nicht vom Schwanz her aufzäumen.

Alles Geschmackssache

Zum Glück ist »Geschmack« erlernt und alles, was einmal gelernt wurde, kann wieder um- und verlernt werden. Den meisten Menschen ist diese Tatsache jedoch nicht bewusst, sondern ihr Geschmack so vertraut, dass sie glauben, schon immer bestimmte Sachen gemocht und andere nicht gemocht zu haben. Verhaltensforscher, Psychologen und Kulturwissenschaftler belegen aber genau das Gegenteil: Geschmack ist kulturell erlernt und keine unveränderbare Tatsache.

In manchen Kulturen gelten Heuschrecken als Delikatesse und werden mit großem Genuss verzehrt, in anderen Singvögel, Schlangen oder Robbenfleisch. Wir können uns nur schlecht vorstellen, solche Dinge genussvoll zu essen. Dafür essen wir Kälbchen und Schweine, die in anderen Kulturen nicht einmal mit der »spitzen Gabel« angefasst würden. Selbst innerhalb von Deutschland finden wir unterschiedliche »Geschmäcker«. In Süddeutschland gelten Pansen und Lunge als wohlschmeckend, im Norden isst man dafür gerne Grünkohl und Labskaus.

Geschmack ändert sich

Trotz der Vorliebe für Mutter Küche haben sich in vielen Bereichen unsere Geschmacksgewohnheiten auch verändert. Mit den ersten Gastarbeitern zog in Deutschland der Knoblauch ein. Zunächst als stinkend und übel schmeckend verschrien, essen ihn die meisten Deutschen heute gerne und häufig. Während Gemüse früher stundenlang gekocht wurde, wird es heute gerne knackig gegessen. Immer gleich schmeckende Fertiggerichte und Tiefkühlpizza dominieren in vielen Singlehaushalten den Speiseplan und haben die Hausmannskost verdrängt.

Was Hänschen lernte … kann Hans verlernen!

Geschmack ist gelernt; oder wie es Psychologen nennen, konditioniert. Die Konditionierung ist eines der zentralen Lernprogramme des Menschen und funktioniert im Wesentlichen nach dem Prinzip: unangenehme Dinge vermeiden, angenehme Dinge wiederholen. Gekoppelt mit der menschlichen Fähigkeit zu generalisieren, also ein Erlebnis auf ähnliche Situationen übertragen zu können, sichert dieses Lernprogramm das Überleben der Menschen und bewahrt uns vor Schaden. Denn es reicht vollkommen aus, einmal in eine Steckdose mit Strom zu fassen, um zu wissen, dass man diese Erfahrung nicht wiederholen sollte, auch wenn eine Steckdose statt weiß schwarz oder blau aussieht.

Wie alle Bio-Programme sind auch die Lernprogramme sehr konservativ und lieben keine schnellen Veränderungen. Deshalb können Sie sich auch nicht willentlich davon überzeugen, dass Ihnen ab sofort Quark und Obst besser schmecken als Sahnetorten, Pommes und Sauerbraten. Aber Sie können umlernen und einen gesundheitsbewussten Geschmack erlernen, wenn Sie Ihre alten Lernstrukturen erkennen und Ihre Geschmacksnerven systematisch »umerziehen«.

Von klein auf konditioniert

Von klein auf lernen wir die Verbindung: Hunger ist unangenehm und geht weg, wenn wir essen. Viele Kinder werden zusätzlich gelobt, wenn sie schön aufessen und ihren Eltern damit eine Freude machen. Alle Nahrungsmittel haben einen bestimmten Geschmack und Geruch, die bei so vielen Wohltaten als »gut« im Gedächtnis gespeichert werden. Auf diese Weise lernen wir, dass etwas gut schmeckt und wieder gegessen werden kann. Diese Verbindung ist über mehrere Sinne so stabil in unserem Gedächtnis verankert, dass es vollkommen ausreicht, eine Bratwurst zu riechen oder zu sehen, um Appetit auf sie zu bekommen.

Süßigkeiten sind fatal

Besonders fatal ist die Lernverbindung von Süßigkeiten und Belohnung. Süßes zu mögen, ist wahrscheinlich angeboren, denn bereits Säuglinge lächeln glücklich, wenn man ihnen etwas Zucker auf die Zunge gibt. Und was liegt näher, als dass Eltern diese Vorliebe für ihre Erziehung ausnützen und ihre Kinder für Wohlverhalten mit Süßem belohnen. Moderne Eltern greifen dabei gerne zu Süßigkeiten, von denen die Werbung behauptet, dass sie gleichzeitig auch gesund seien. Das einzige, was dabei gesund bleibt, sind die Umsatzzahlen der Hersteller von Süßigkeiten, die so dreist sind, Eltern einzureden, dass sie ihren Kindern etwas Gutes tun, wenn sie diese möglichst früh auf ihre Produkte konditionieren und der Firma damit lebenslange Kunden sichern. Denn die Verbindung von Belohnung und Süßigkeiten ist so stabil, dass Sie mit ihr am meisten zu kämpfen haben. Sie haben sie nicht nur als gut schmeckend gelernt, sondern mit wachsender Selbständigkeit haben Sie auch gelernt, sich selbst mit Süßigkeiten zu belohnen, zu trösten und aufzubauen.

Verzicht macht dick

Das eigentliche Problem bei Diäten ist weniger, dass Sie davon nicht dauerhaft schlank bleiben, sondern dass Sie sich mit jeder Diät Ihren Geschmack selbst konditionieren und zwar auf: Dickmacher schmecken besonders gut, gesunde Ernährung ist schlecht und zu vermeiden. Denn bei jeder Diät müssen Sie die Nahrungszufuhr drastisch reduzieren. Sie haben Hunger und erleben dieses Gefühl als sehr negativ. Wenn Sie das wenige, das erlaubt ist, essen, geht weder Ihr Appetit noch Ihr Hungergefühl vollständig weg. Sie fühlen sich nicht wohl, werden nervös und quälen sich durch die Tage. Immer mit dem Ziel, diesen negativen Zustand bald beenden und wieder normal essen zu können. Kaum ist die Diät zu Ende, atmen Sie erleichtert auf und essen wieder mit Genuss, was Ihnen schmeckt und so viel Sie wollen.

Mit jeder Diät wird Ihre Überzeugung bestätigt, dass Sie nur bestimmte Lebensmittel mögen und Sie auf »gesundes Essen« gut verzichten können – weil es Ihnen nicht schmeckt.

Doch dies ist nur das äußere Erscheinungsbild. Was Sie meistens nicht bemerken, ist für Ihre Gesundheit und Ihr Essverhalten fast noch schlimmer: Sie haben in der Zeit der Diät gelernt, dass alle Lebensmittel, die Sie bei der Diät gegessen haben, nicht satt machen, nicht schmecken und zu vermeiden sind. Und Sie haben sich erneut bewiesen, dass Dickmacher gut tun, Sie satt und glücklich machen.

Langsam geht am schnellsten

Um blutdruckgesund zu werden und zu bleiben, sollten Sie vollständig auf Diäten verzichten, sondern Ihre Ernährung umstellen. Wenn Sie dabei langsam vorgehen, können Sie ohne Stress Ihre alten Lernverbindungen auflösen und Ihre Geschmacksnerven systematisch umerziehen. Alles, was Sie brauchen, ist ein wenig Geduld mit sich selbst und mit Ihren Geschmacksnerven. Schließlich ist Rom auch nicht an einem Tag erbaut worden und es hat Jahre gedauert, Ihr jetziges Essverhalten zu lernen und sich damit reichlich Pfunde anzufuttern.

Natürlich könnten Sie mit einer schnellen Gewichtsabnahme bei Ihren Freunden, Bekannten und Kollegen zunächst besser punkten. Aber deren Anerkennung und Bewunderung für Ihre »Leistung« sind schnell vorbei und die Pfunde ebenso schnell wieder auf Ihren Hüften. Eine langsame Gewichtsabnahme wird zunächst von niemandem bemerkt werden, niemand wird Sie darauf ansprechen, wie toll Sie abgenommen haben, weil Menschen eine langsame Gewichtsreduktion bei anderen nicht sehen. Langfristig gesehen, wird Ihnen der Erfolg aber auf ganzer Linie recht geben: Sie werden gesünder sein als je zuvor und sich ständig neue Kleidung kaufen müssen, weil Ihre alte zu groß geworden ist. Ihr Blutdruck sinkt, Sie fühlen sich fit und vital, weil Ihr Körper bis in die kleinsten Zellen hinein bestens versorgt ist und seine Bio-Programme wieder reibungslos arbeiten können.

Essen statt hungern

Die meisten Menschen essen zu fett, zu süß und zu viel. Um dies bei einer Ernährungsumstellung zu ändern, machen fast alle den gleichen und leider auch größten Fehler, den sie machen können. Sie gehen den Weg, den sie von der Diät kennen: statt »zu viel« wird »zu wenig« gegessen. Dadurch stellt sich Hunger ein und blockiert alle neuen, positiven Lernerfahrungen. Das ist die große Zeit des »inneren Schweinehundes«. Er wird Sie davon überzeugen, dass eine Ernährungs-

umstellung nichts für Sie ist, weil Sie ständig Hunger und Appetit haben. Wie bei einer Diät werden Sie über kurz oder lang Ihrem »inneren Schweinehund« nachgeben, der Sie mit süßer Stimme in wahren Orgien aus Leckereien schwelgen lässt.
Machen Sie nicht diesen Fehler! Beginnen Sie Ihre Ernährungsumstellung genau entgegengesetzt: Essen Sie sich satt! Denn nur wer statt ist, kann abnehmen. Bei einem satten Menschen hat der »innere Schweinehund« nicht so leichtes Spiel, wenn er Sie zu Schokolade oder Chips mit »einmal ist keinmal« überreden möchte. Unterliegen Sie nicht dem Irrtum, dass Ihr Wille ausreicht, um tapfer zu hungern. Denn die Verführung zum Essen lauert überall und Ihr »innerer Schweinehund« ist ständig auf dem Sprung mit seinen unschlagbaren Argumenten, weshalb Sie ruhig noch einmal eine fette Bratwurst essen können.

Gehen Sie nie hungrig einkaufen! Mit hungrigem Magen kauft man nämlich mehr Lebensmittel ein und greift sehr viel schneller zu Dickmachern als mit einem wohlig-satten Gefühl im Magen.

Schritt für Schritt umstellen

Wenn Sie die Möbel Ihrer Wohnung umstellen, müssen Sie ein Möbelstück nach dem anderen umstellen, denn alle auf einmal geht einfach nicht. Ähnlich verhält es sich mit einer Ernährungsumstellung. Nehmen Sie ein »Möbelstück« nach dem anderen in Angriff.
Viele Menschen können am leichtesten auf tierische Fette verzichten, obwohl Fett ein wichtiger Geschmacksträger in unserer Ernährung ist. Trotzdem nehmen die

Geschmacksnerven den Wegfall von tierischen Fetten nicht sehr übel, sondern zeigen sich kooperationsbereit. Und mit ein bisschen Phantasie und wenigen neuen Gewohnheiten ist schnell ein großer Schritt in der Geschmacksnerven-Umerziehung gelungen.

Raus mit dem Tierfett!

Tierische Fette lassen sich gut einsparen oder ganz ersetzen. Gewöhnen Sie sich an, statt zu Butter zu Pflanzenöl zu greifen, wenn Sie etwas anbraten möchten. Häufig können Sie Sahne durch Jogurt ersetzen. Selbst bei Saucen funktioniert dieser Austausch problemlos. Verzichten Sie auf Sahnequark. Magerquark wird genauso mild und cremig, wenn Sie ihn mit kohlensäurehaltigem Mineralwasser anrühren. Die Menge an Bauchspeck – etwa für Rotkohl oder Frikadellen – lässt sich problemlos ohne Geschmacksverlust auf einen Bruchteil reduzieren, wenn Sie ihn zuvor kräftig anbraten.
Richtig kräftig an tierischen Fetten einsparen können Sie, wenn Sie um jede Form von Wurst einen ganz großen Bogen machen und stattdessen auf fettarme Brotbeläge oder mageren Schinken umsteigen. Auch bei Fleisch gibt es erhebliches Einsparpotential. Magere Fleischsorten und Geflügelfleisch sind eiweißreich und fettarm. Noch besser: Ersetzen Sie die eine oder andere Fleischmahlzeit durch leckere Fischgerichte.

Durchforsten Sie einmal in Ruhe Ihren täglichen Speiseplan und Ihre Ernährungsgewohnheiten. Wo können Sie tierische Fette einsparen oder durch fettarme Varianten ersetzen? Je mehr Sie finden, umso besser für Ihr Gesundheitsprogramm.

Genießen erlaubt:
Supergesunde und eiweißreiche Lebensmittel

- Pilze: hervorragende Eiweißlieferanten, fett- und kalorienarm.
- Sojaprodukte: supergesund, abwechslungsreich zu verwenden, beste Eiweißlieferanten und frei von tierischen Fetten.
- Fisch, Muscheln und Schalentiere: diese Highlights Ihrer neuen Ernährung sollten mindestens dreimal die Woche auf den Tisch kommen. Denn selbst ihre Fette sind gut gegen Bluthochdruck.
- Milch, Quark und Käse: als wertvolle Eiweißlieferanten sollten diese auf gar keinen Fall fehlen. Da sie jedoch in der Regel Fett enthalten, sollten Sie Produkte mit niedrigem Fettgehalt wählen.

Machen Kohlenhydrate dick?

Nein, Kohlenhydrate liefern den wichtigsten Brennstoff, den unsere Muskelzellen, die Gehirn- und Nervenzellen brauchen: die Glukose. Da weder Gehirn- noch Nervenzellen Glukose speichern können, sie aber für ihre Zelltätigkeit unerlässlich ist, befindet sich im Blut immer eine gewisse Menge an Glukose zu ihrer Versorgung. Fällt dieser Glukosegrundspiegel unter 60 mg/dl ab, spricht man von einer Unterzuckerung (Hypoglykämie), die sich recht dramatisch bemerkbar macht und bis zur Bewusstlosigkeit führen kann.

Solange jedoch genug Glukosemoleküle im Blut vorhanden sind, fühlen Sie sich wohl und sind satt. Wird hingegen Glukose im Blut knapp, melden die Zellen ans Gehirn, dass sie Nachschub brauchen: Sie bekommen Hunger – häufig richtigen Heißhunger auf

Kohlenhydraten sind in allen pflanzlichen Lebensmitteln enthalten wie Obst, Gemüse, Salat, Kräutern, Kartoffeln, Nüssen, Getreide und allen hieraus hergestellten Produkten (z. B. Mehl).

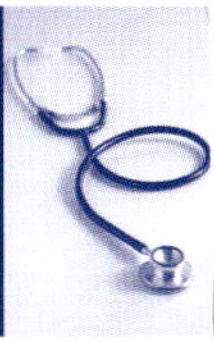

etwas Süßes. Und schon greifen Sie wieder zum Schokoriegel, zur »kleinen Pause zwischendurch« oder verwöhnen sich mit den kleinen, süßen Köstlichkeiten, die es nur in den Wintermonaten zu kaufen gibt. Zwar wird Ihr Heißhunger davon schnell besser, aber er wird genauso schnell wiederkommen – und mit ihm Ihr schlechtes Gewissen, dass Sie wieder einmal versagt haben und nicht widerstehen konnten.

Zu schnell zu hoch macht hungrig

Zucker und Stärke können vom Verdauungsapparat sehr schnell in Glukosemoleküle zerlegt und im Höllentempo vom Blut aufgenommen werden, da beide aus einzelnen Glukosemolekülen oder sehr kurzen Glukoseketten bestehen. Entsprechend schnell und hoch steigen der Blutzuckerspiegel und – etwas zeitversetzt – der Insulinspiegel an. Die Betazellen der Bauchspeicheldrüse arbeiten immer hochtouriger, um immer größere Menge an Insulin produzieren zu können, die notwendig sind, um diesen schnellen Blutzuckeranstieg wieder zu beseitigen. Denn Insulin hat die Aufgabe, Glukose in die Muskelzellen zu schleusen und alle überflüssige Glukose zu speichern.

Ist dies geschafft, melden die Zuckersensoren an die Bauchspeicheldrüse, dass sie mit der Insulinproduktion herunterfahren kann. Wie sich leicht nachvollziehen lässt, dauert es jedoch einen kurzen Augenblick, bis die hochtourige Insulinproduktion auf Null herunterfährt.

In dieser kurzen Zeitspanne herrscht ein Insulinüberschuss im Blut, der sich über den Glukosegrundspiegel hermacht und das Brennmaterial, das für Gehirn- und Nervenzellen benötigt wird, sinnloserweise in den Fettzellen speichert. Es kommt zu einer Hypoglykämie. Sobald Sie etwas Süßes essen, wird die Unterzuckerung schnell beseitigt. Ihr Blutzuckerspiegel steigt blitzartig an und Sie fühlen sich wieder wohl. Gleichzeitig beginnt das gesundheitsschädliche Spiel von vorne, denn zeitversetzt steigt der Insulinspiegel wieder stark. Wenn Sie Glück haben, werden Sie auf diese Weise nur dicker und Ihr Blutdruck bleibt erhöht. Millionen von Menschen wurden von einer solchen Ernährung wesentlich kränker. Bei ihnen hat eines Tages die ständig überlastete Bauchspeicheldrüse versagt: sie leiden seither an Typ-2-Diabetes. Viele müssen bis an ihr Lebensende Insulin spritzen.

Kohlenhydrate machen satt und schlank

Es lässt sich nicht ändern: unser Körper mag die moderne Zivilisation nicht. Nicht nur, dass er sich bewegen muss, sondern er verlangt auch nach Nahrung, die sich an vorsintflutlichen Zeiten orientiert. Wenn es nach ihm ginge, würden wir uns hauptsächlich von Körnern, Pflanzen und Früchten ernähren und Fleisch als nette Ausnahme zu uns nehmen.
Aber es geht auch anders, wenn man die grobe Faustregel beachtet: je weniger ein kohlehydrathaltiges Lebensmittel industriell bearbeitet und je frischer es ist, umso gesünder ist es.
Unser Körper ist darauf programmiert, kohlehydrathaltige Nahrung, die in der Natur vorkommt, zu verdauen. Sein Verdauungssystem ist darauf eingerichtet, die langen Glukoseketten, aus denen natürliche Nah-

rung besteht, in Glukosemoleküle aufzuspalten und langsam über den Dünndarm ans Blut abzugeben. Bei der industriellen Verarbeitung von Lebensmitteln findet hingegen eine Art »Vorverdauung« statt, bei der die langen Glukoseketten so zerschlagen werden, dass einzelne Glukosemoleküle oder kurze Ketten entstehen, die dazu führen, dass der Blutzucker wesentlich schneller ansteigt.

Lange Glukoseketten sind gesund

Bei langen Glukoseketten kann es zu keinem schnellen Blutzuckeranstieg kommen. Da die Verdauungsenzyme immer nur die äußeren Glieder der Kette abspalten können, braucht das Verdauungssystem Zeit und Energie, um lange Ketten zu zerlegen. Deshalb wandert nur wenig Glukose durch die Darmwand ins Blut und von dort zu den Zellen. Wo wenig Zucker ist, braucht es nur wenig Insulin. Die Bauchspeicheldrüse muss keine Höchstleistungen erbringen. Die Muskelzellen freuen sich, dass nur dann Insulin an ihre Zuckertürchen anklopft, wenn sie Glukosenachschub für ihre Kraftwerke brauchen. Alle sind versorgt und zufrieden und zwar so lange, bis alle langen Ketten in einzelne Glukosemoleküle aufgespalten und von den Zellen aufgenommen wurden. Dann fährt die Insulinproduktion herunter und die Zellen melden ans Gehirn, dass sie Glukosenachschub brauchen. Das Gehirn meldet Ihnen, dass Sie essen müssen: Sie bekommen Hunger, aber keinen Heißhunger auf Süßes.

Wenn Sie jetzt eine Scheibe Vollkornbrot mit Quark, reichlich Obst oder Reis mit Gemüse essen, halten Sie diesen gesunden Kreislauf in Gang und werden lange satt sein.

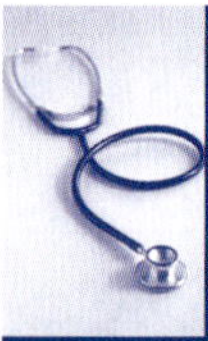

Achten Sie darauf, vorwiegend Kohlenhydrate mit langen Glukoseketten zu essen und solche mit kurzen Ketten zu vermeiden. Als Richtungsweiser können Sie sich merken: je weniger ein pflanzliches Lebensmittel bearbeitet wurde, umso länger sind die in ihm enthaltenen Glukoseketten

Damit sind Sie der Heißhunger-auf-Süßes-Falle entkommen und können die neue Lernerfahrung machen, dass Ihnen eine gesundheitsbewusste Ernährung sehr viel besser bekommt als Ihre alten Essgewohnheiten. Das Spannende an dieser Sache ist, dass Sie genau über diese Erfahrungen und über die positiven Rückmeldungen Ihres Körpers einen gesundheitsbewussten Geschmack aufbauen und dann für immer behalten können.

Kaufen Sie nicht mit den Augen ein

Wir leben in einer Überflussgesellschaft, in der es zu jeder Jahreszeit frisches Obst und Gemüse aus allen Teilen der Erde zu kaufen gibt. Neuseeländische Kiwis, holländische Tomaten, kalifornische Erdbeeren, spanische Zitronen – fast alles können Sie im Supermarkt oder bei Billigdiskountern zu oft sehr günstigen Preisen finden. Dieser Überfluss und die günstige Preisgestaltung haben jedoch zwei erhebliche Nachteile: chemische Belastung und Geschmacksverlust der Lebensmittel. Um Obst, Gemüse und Salate makellos anbieten und gleichzeitig in großen Mengen anbauen zu können, müssen sie kräftig gedüngt und vor Insekten und Fäulnis geschützt werden. Dieser Schutz erfolgt über chemische Substanzen, die sich wie ein

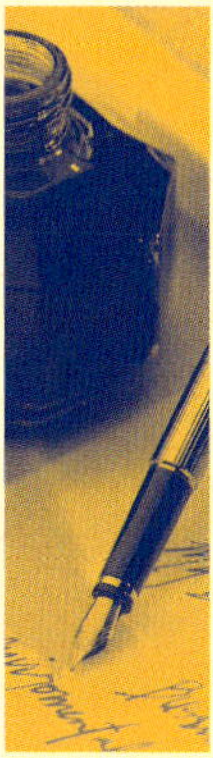

Lebensmittel mit langen Glukoseketten:

- Obst, Gemüse, Salat und Kräuter
  Hier können Sie herzhaft zugreifen. Bis auf wenige Ausnahmen wie reife Bananen, Honigmelonen oder Litschis finden Sie hier nur Lebensmittel, die lange Glukoseketten haben. Alle Obstsorten sind reich an Vitaminen und vielen weiteren Gesundmachern, halten lange satt und liefern Ihnen auch noch eine Extraportion gute Laune.

- Hülsenfrüchte und Sprossen
  Auch hier können Sie mit Freude zugreifen, denn diese Lebensmittel sind wahre Fundgruben für Ihre Gesundheit. Ihre langen Glukoseketten halten Sie lange satt – und die aus ihnen hergestellten Eintöpfe in der kalten Jahreszeit mollig warm.

- Teigwaren, Reis und Kartoffeln
  Bei Teigwaren können Sie aus jeder Sorte von Pasta aus Hartweizengrieß wählen. Sie schmecken alle lecker, sind vielseitig einsetzbar und verfügen über lange Glukoseketten. Bei Reis sollten Sie Naturreis, Parboiled Reis oder Wildreis wählen. Empfehlenswert für Kartoffeln: entscheiden Sie sich für Pell- oder Salzkartoffeln, auf alle anderen Kartoffelzubereitungen sollten Sie hingegen möglichst verzichten.

- Brot und Backwaren
  Greifen Sie zu Erzeugnissen aus dem vollen Korn und zu Sauerteigzubereitungen und lassen Sie Brot und Gebäck aus hellem Weizenmehl links liegen, dann sind Sie auf der sicheren Gesundheitsseite.

feiner Schleier über das jeweilige Lebensmittel legen und sich in die Schalen einlagern.

Chemie kann schaden

Diesem chemischen Schutz ist es zu verdanken, dass Sie Obst und Gemüse kaufen können, das das Auge anspricht, das wie »gemalt« aussieht und sich tagelang frisch hält. Leider essen Sie den chemischen Schutz auch mit und gerade hierauf reagieren viele Menschen sehr empfindlich. Ihnen wird dann übel, sie bekommen Darmkrämpfe und Durchfall. Schnell ist dann die Erklärung zur Hand: ich vertrage Obst und Gemüse nicht, habe vielleicht sogar eine Lebensmittelallergie. Die Folgen können Sie sich denken: auf die negative Erfahrung folgt prompt die Vermeidung.

Ein weiterer Stolperstein bei der Umerziehung der Geschmacksnerven ist, dass Obst, Gemüse, Kartoffeln und Salate oft keinen typischen Eigengeschmack mehr haben. Sie sehen zwar wunderschön aus, sind aber fast geschmacksneutral, weil sie nicht mehr im reifen, sondern bereits im unreifen Zustand geerntet werden, um lange Transportwege unbeschadet zu überstehen. Außerdem wurde bei vielen Züchtungen lediglich auf Aussehen und Größe Wert gelegt – der Geschmack blieb dabei jedoch auf der Strecke.

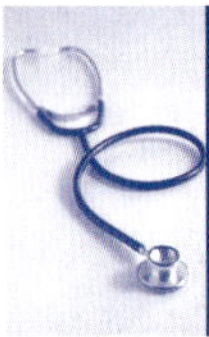

Kaufen Sie immer nur Lebensmittel von hoher und höchster Qualität ein. Nur so können Sie sicher sein, dass Gemüse und Obst verträglich sind und ihren typischen Eigengeschmack haben.

Die Qualität muss stimmen

Alle Spitzenköche machen es vor, machen Sie es ihnen nach: denn jedes Essen ist nur so gut, wie die Zutaten,

Ohne Zweifel sind Bioprodukte teurer als Sonderangebote im Supermarkt. Diese Mehrkosten können Sie sich durch die »Umwälzung« Ihrer Ernährung jedoch gut leisten.

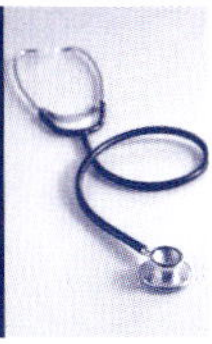

die hierfür verwendet werden. Deshalb kaufen Spitzenköche nur einwandfreie Qualität ein und schwören auf Bioprodukte von einheimischen Bauern. Nicht nur bei Fleisch, sondern ganz besonders bei Gemüse, Obst, Kräutern und Kartoffeln. Ungespritzt, frisch und dank kurzer Transportwege in reifem Zustand geerntet, sind sie aromatisch, wunderbar bekömmlich und stecken voller Vitamine und anderer Vitalstoffe. Birnen schmecken nach Birne, Tomaten nach Tomate. Ein wahres Freudenfeuer für die Geschmacksnerven. Und weil für Sie Ernährungsumstellung nicht »Schmalhans ist Küchenmeister« bedeuten soll, sondern »schwelgen in Genüssen«, von denen Sie bisher glaubten, dass man bei ihrem Genuss hungern muss, können Sie sich von diesen Freuden reichlich gönnen. Genießen Sie die Süße von sonnengereiften Erdbeeren und Birnen, die saftige Frische von Äpfeln, den aromatischen Geschmack von Tomaten und Gurken. Essen Sie sich mit langkettigen Kohlenhydraten satt, probieren Sie neue Kreationen aus, verlassen Sie Ihren alten, langweiligen Trampelpfad und brechen Sie zu neuen, genussreichen Ufern auf.

Wir leben in einer Überflussgesellschaft, in der es nicht nur »Wassergemüse« und haltbares Obst, sondern auch viele Bioläden, Bauernhofläden und regionale Wochenmärkte gibt, wo Sie köstlich schmeckendes Obst und Gemüse und leckere Vollkornprodukte kaufen können. Greifen Sie dort zu und lassen Sie es sich schmecken. Den etwas höheren Preis für diese Lebensmittel können Sie locker kompensieren, weil Sie weniger Fleisch essen und viel Geld für teure »Zwischendurchs« einsparen. Denn schon bald werden Sie nicht mehr verstehen können, was Sie an fetttriefenden Pommes und versalzenen Bratwürsten aus Imbissbuden oder klebrigsüßen teuren Kuchen gut finden konnten.

Kalium reduziert das Schlaganfallrisiko

Obst, Gemüse und Vollkornprodukte halten Sie nicht nur lange satt, sondern Sie liefern Ihnen neben Vitaminen und Spurenelementen den wichtigen Risikofaktorsenker Kalium. Eine kaliumreiche Ernährung kann dazu beitragen, den Blutdruck und das Schlaganfallrisiko zu senken, weil über die Niere vermehrt Natrium und Wasser ausgeschieden werden. Eine große amerikanische Studie, an der 40.000 Personen teilnahmen, konnte eindrucksvoll bestätigen, dass eine kaliumreiche Kost das individuelle Schlaganfallrisiko bei Menschen mit Bluthochdruck um bis zu 60 Prozent senken kann!

Reichlich Kalium findet sich in: Äpfeln, Aprikosen, Avocados, Bananen, Blattspinat, Feigen, Fenchel, Feldsalat, Knoblauch, Kresse, Pflaumen, Petersilie, Sojabohnen, Tomaten und Weintrauben.

Fatale Kombinationen ausschalten

Sicherlich werden Sie nicht von heute auf morgen vom Schokoladen- und Fastfood-Esser zum überzeugten Gemüse- und Obstfan. Lassen Sie sich Zeit bei Ihrer Ernährungsumstellung. Aber legen Sie sich immer ein

Stück Obst statt einer Süßigkeit für zwischendurch bereit. Und vor allem: achten Sie von Anfang an darauf, dass Sie die Kombinationen aus Fett und Kohlenhydraten, die aus kurzen Glukoseketten bestehen – wie helles Weizenmehl oder Zucker –, so gut es geht vermeiden. Diese Kombination ist für Ihr Gewicht besonders fatal, da Insulin nicht nur Glukose speichert, sondern auch die Fettverbrennung blockiert. Alle Nahrungsfette wandern auf diese Weise direkt in die Fettzellen oder schippern ungenutzt als LDL-Cholesterin durch die Blutbahnen und sind ein gefundenes Fressen für Makrophagen, die Ihre Arterien zuwachsen lassen und Ihren Blutdruck nur weiter in die Höhe treiben.

Leider findet sich diese fatale Kombination recht häufig und nicht nur in Schokolade, Kuchen und Croissants. Sie essen zum Frühstück gerne Brötchen mit Butter und Marmelade? Das Brötchen und die Marmelade jagen den Blutzuckerspiegel in die Höhe und die Butter schleicht sich an ihm vorbei – direkt in die Fettzellen. Das Resultat: Sie werden dicker und bekommen nach kurzer Zeit schon wieder Heißhunger. Tauschen Sie das Brötchen gegen eine Scheibe Vollkornbrot oder Butter und Marmelade gegen Quark mit Früchten aus, schon sieht Ihre Ernährungsbilanz sehr viel freundlicher aus.

Oft sieht und schmeckt man diese schädliche Kombination nicht einmal. Sie versteckt sich in Rotkohl (Fett und Zucker), Saucen (Fett, Zucker, Weiß- oder

Pommes, Pizza & Co lassen den Blutzucker- und den Insulinspiegel sehr schnell und hoch ansteigen. Da die Muskelzellen zuerst Glukose und dann Fett verbrennen, kann das Fett nicht verbraucht werden – und macht fett!

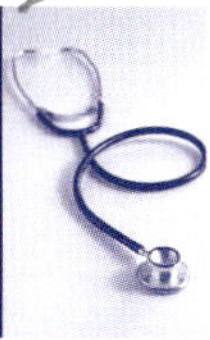

Stärkemehl), Eintöpfen (Fett, Stärke), Gemüse (Zucker und Sahne), in Brotaufstrichen und in fast allen Fertiggerichten. Dabei ist es ganz einfach, gerade hier auf Zucker zu verzichten. Natürlich können Sie an Fertiggerichten nichts mehr verändern. Deshalb sollten Sie auf diese am besten ganz verzichten. Bei allen anderen würzig versteckten Fett-Zucker-Kombinationen können Sie problemlos den Zucker solange gegen Süßstoff austauschen, bis Sie diesen Geschmacksverstärker nicht mehr als Krücke für Ihre Geschmacksnerven brauchen. Denn nach einiger Zeit werden sie wieder gelernt haben, den Eigengeschmack von Gemüse und Obst richtig wahrzunehmen.

Salzen ja – aber nur mit kleiner Prise

Neben Fett und Zucker dient in der westlichen Welt Salz als Geschmacksverstärker. Ohne eine große Menge Salz könnten Sie keine Wurst essen, sie würde zu scheußlich schmecken. Selbst Brot gibt Salz erst den richtigen Geschmack. Es schmeckt zwar gut, aber zu viel Salz (Natriumchlorid) schadet dem Körper und kann Bluthochdruck verursachen. Deshalb raten die Experten Menschen mit Bluthochdruck, sich möglichst kochsalzarm zu ernähren. Empfohlen wird eine salzreduzierte Ernährung mit maximal sechs Gramm Salz pro Tag.

Von einem rigiden Salzverzicht ist man heute allerdings abgekommen, weil sich herausgestellt hat, dass nur bei einem Drittel der Hypertoniker die Salzreduktion blutdrucksenkend wirkt. Sinkt der Blutdruck unter kochsalzarmer Ernährung, sprechen die Wissenschaftler von einem salzsensitiven Blutdruck, spricht er auf diese Maßnahme nicht an, so verhält sich der Blutdruck salzresistent. Die erhöhte Salzemp-

Ob Sie zu den Menschen gehören, bei denen eine strenge Kochsalzbeschränkung zur Blutdrucksenkung führt, können Sie nur über Versuch und Irrtum herausgekommen. Allerdings bedeutet eine solche salzarme Ernährung für viele Menschen eine große Umstellung, da sie an den Geschmack gesalzener Speisen gewöhnt sind.

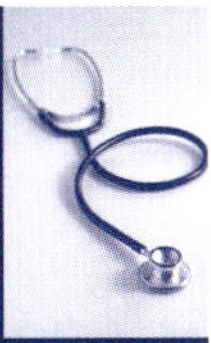

findlichkeit ist wahrscheinlich auf einen Gendefekt zurückzuführen, der dafür verantwortlich ist, dass die Niere vermehrt Kochsalz speichert. Hält dieser Zustand über längere Zeit an, entwickelt sich ein salzempfindlicher Bluthochdruck.
Anders sieht es bei der moderaten Salzreduktion aus. Viele Gerichte schmecken auch mit weniger Salz und können mit frischen Kräutern gesundheitsbewusst schmackhaft aufgepeppt werden.

Kräuter und Gewürze geben den Pfiff

Ernährungsumstellung heißt nicht, dass Sie auf Geschmack verzichten müssen, weil Sie die dick und krank machenden Geschmacksverstärker Fett, Zucker und Salz reduzieren. Ernährungsumstellung bedeutet vielmehr, dass Sie Ihre Geschmacksnerven nicht ständig mit diesen Hilfskrücken überreizen, sondern das große Feld der kulinarischen Möglichkeiten, der Gewürze und Kräuter, wieder voll ausschöpfen, dass Sie mehr wollen als Fett, Zucker und Salz. Denn richtig eingesetzt, geben Gewürze und Kräuter jedem Gericht eine individuelle Note, holen das Beste aus ihm heraus. Sie verleihen ihm Schärfe oder Süße, machen es würzig und interessant, unterstützen sein Eigenaroma oder setzen einen Geschmacksakzent.

Klein, aber nicht ohne

Frische Kräuter sind nicht nur ein Genuss und wahre Kochzauberkünstler, sondern auch richtige Gesundheitsbomben. Des Deutschen liebstes Kraut, die Petersilie, ist bei Bluthochdruck besonders gefragt, da sie neben Vitamin C auch Kalium, Calcium und Provitamin A enthält und zur Entwässerung des Körpers beiträgt.

Bärlauch gilt in der Volksmedizin als blutdrucksenkend, er stärkt das Immunsystem und hat eine antibiotische Wirkung.

Kresse ist ein wertvoller Lieferant für die Vitamine C, B1, B2, Carotin und Vitamin E und stärkt das Immunsystem.

Dill, Fenchel und Koriander wird eine magenstärkende Wirkung nachgesagt, Thymian beruhigt das Nervensystem und Kerbel unterstützt die Reinigung des Blutes. Estragon stärkt Herz und Knochen und entwässert.

Frische Kräuter stets zur Hand

Frische Kräuter sind für jede Küche eine Zierde und für den Gaumen ein Genuss. Fast alle Kräuter können Sie problemlos auf Ihrer Küchenfensterbank anbauen. Sie brauchen nur wenig Wasser und wachsen gut, wenn ihr Topf so groß ist, dass die Wurzeln genügend Platz haben.

Wenn Sie verschiedene Kräuter in einen Topf pflanzen oder eng zusammenstellen möchten, müssen Sie allerdings darauf achten, dass sich die Kräuter gegenseitig »mögen«. Jeder Gärtner wird Ihnen bei der Zusammenstellung Ihres »Kräutergartens« gerne helfen und kann Ihnen wertvolle Tipps geben, wenn Sie ihm Ihre Wünsche und ganz spezielle Anbausituation schildern.

Knoblauch und Zwiebeln

Knoblauch (Allium sativum) ist wahrscheinlich die älteste Heil- und Würzpflanze, die wir kennen. In einer blutdruckgesunden Küche sollte er niemals fehlen. Denn er vertreibt nicht nur Vampire, sondern senkt – wissenschaftlich bewiesen – Bluthochdruck und den LDL-Cholesterinspiegel. Er hält die Arterien gesund, stärkt Magen und Darm und schützt die Atemwege. Mit seinem unverwechselbaren Geschmack verfeinert er fast alle Gerichte und macht sie außerdem bekömmlicher. Knoblauch kann mitgekocht und -gebraten oder eingelegt und roh gegessen werden. Nur zu stark erhitzt oder gebräunt darf er nicht werden, weil er dadurch bitter wird.

Auch *Zwiebeln (Allium cepa)* sind aus einer blutdruckgesunden Ernährung nicht wegzudenken. Sie enthalten Adenosin, das einen günstigen Einfluss auf den Blutdruck hat, die Blutgerinnung hemmt und die Durchblutung der Herzkranzgefäße fördert. Zwiebeln senken die Blutfette und schützen das ganze Herz-Kreislauf-System. Ihr Inhaltsstoff Allicin hat eine antibakterielle, entzündungshemmende Wirkung. Außerdem stärken sie das Immunsystem und beugen Erkältungskrankheiten vor.

Zwiebeln schmecken köstlich, sind das ganze Jahr über erhältlich, preiswert und in großer Vielfalt zu bekommen. Von der kleinen Lauchzwiebel bis hin zur dicken Gemüsezwiebel kann je nach Verwendungszweck und Geschmack gewählt werden. Man kann sie roh in Salaten essen, Quark gibt sie einen unverwechselbaren aromatischen Geschmack. Sie lässt sich wunderbar kochen und braten, füllen und für Aufläufe verwenden. Aus vielen Gerichten sind Zwiebeln einfach nicht mehr wegzudenken. Oder können Sie sich ein deftiges Gulasch ohne Zwiebeln vorstellen?

Ernährungsumstellung am Beispiel

Alle wichtigen Techniken, die Sie für eine erfolgreiche Ernährungsumstellung benötigen, haben Sie bereits erworben, als Sie Ihr Bewegungsverhalten grundlegend verändert haben. Dieses Wissen, diese Fähigkeiten und die Erfolgserlebnisse, die Sie hier bereits gemacht haben, werden Ihnen die Umstellung Ihrer Ernährung wesentlich erleichtern. Theoretisch etwas zu wissen ist gut, es am eigenen Leib zu erfahren ist nachhaltig.

Und Sie machen bereits jeden Tag die Erfahrung, dass es richtig und gut war, vom Sofa aufzustehen und in Bewegung zu kommen, Ihren Körper wieder in positiver Weise zu spüren und gelassener durchs Leben zu gehen.

Inzwischen kennen Sie Ihren »inneren Schweinehund« schon sehr gut und wissen, wie Sie ihn zum Schweigen bringen können. Sie haben die schwierige Hürde gemeistert, alte Gewohnheiten aufzugeben und durch neue, positive zu ersetzen und haben am eigenen Leib den Vorteil der »kleinen Schritte« erfahren können. Sie setzen sich auch nicht mehr unter Disstress und lassen sich von Ihren eigenen negativen Erwartungen unter Druck setzen, sondern wissen, dass Sie Ihre Ziele erreichen werden.

So gerüstet wird Ihnen die Ernährungsumstellung kinderleicht erscheinen, weil Sie alle Fallen, an denen andere häufig scheitern, bereits sicher im Griff haben. Da die Ernährungsumstellung jedoch ein sehr großes Feld ist und in viele Lebensbereiche hineinragt, ist es hilfreich, diesen »großen Berg« in kleinere Etappenziele zu unterteilen.

Setzen Sie sich konkrete Kurzzeitziele

Ein Ziel können Sie nur dann erreichen, wenn Sie genau wissen, wo es ist. Das klingt zwar trivial, ist aber für Ihre Ernährungsumstellung von höchster Bedeutung. Wo liegt Ihr erstes/nächstes Etappenziel? Legen Sie genau fest:

1. Was möchte ich im ersten/nächsten Schritt erreichen?
2. Bis wann möchte ich es erreicht haben?
3. Wann fange ich an?
4. Womit belohne ich mich, wenn ich mein Ziel erreicht habe?

Die Antworten auf diese Fragen müssen ganz konkret, exakt und realisierbar sein. Schreiben Sie diese stets auf ein Blatt, so dass Sie Ihr Ziel bis zur Zielerreichung immer vor Augen haben. Und denken Sie daran: Übereifer schadet nur. Fixieren Sie nur ein einziges Ziel und niemals mehrere auf einmal. Nur so haben Sie einen realisierbaren Abschnitt vor Augen, auf dessen Ziel Sie zusteuern können. Und wenn Sie diese Aufzeichnungen in einem Ordner sammeln, können Sie zudem genau verfolgen, was Sie schon alles erreicht haben. Denn oft gehen die bereits gemachten Erfolge einfach unter, weil die Aufmerksamkeit zu stark auf das nächste Ziel gerichtet ist. Die Antworten, die Ihr Ziel beschreiben, könnten beispielsweise so aussehen:

1. Ich möchte mir angewöhnen, jeden Morgen zu frühstücken und dabei keine Fett-/Zucker/Stärke-Kombinationen zu essen.
2. Diese Gewohnheit möchte ich in zwei Monaten, also bis (Datum) fest in meinem Leben integriert haben.
3. Ich fange damit am nächsten Sonntag an. Morgen, am Samstag, kaufe ich alle Lebensmittel ein, die ich für ein gesundheitsbewusstes Frühstück brauche.
4. Wenn ich mein Ziel erreiche, belohne ich mich mit der neuen CD, die ich so gerne haben möchte.

Sie könnten aber auch so ausfallen:

1. Ich lasse beim Kochen künftig bei fünf Gerichten tierische Fette und Zucker weg und suche nach Alternativen, die mir schmecken und die ich statt Fett und Zucker einsetzen werde.
2. Dieses Ziel möchte ich bis zum nächsten Freitag, den ... erreicht haben.
3. Ich werde jetzt gleich damit beginnen und mir eine Liste von den Sachen machen, die ich normalerweise esse, um die Zucker- und Fettfallen zu entlarven.
4. Wenn ich mein Ziel erreiche, belohne ich mich an diesem Freitagabend mit einem Theaterbesuch.

Wie in einem Baukastensystem können Sie ein Ziel nach dem anderen festlegen und erreichen. Denn auf jedes erreichte Ziel folgt logisch der nächste machbare Schritt. Dabei ist es gleichgültig, wo Sie anfangen und in welcher Reihenfolge Sie Ihre Ernährung umstellen – nur hungern sollten Sie nie.

Hört sich einfach an? Ist es auch. Denn anders als bei einer Diät lernen Sie auf diese Weise Ihre normalen Essgewohnheiten zu hinterfragen und durch gesundheitsbewusstere zu ersetzen. Das ist der eigentlich Sinn des Wortes »Ernährungsumstellung«.

In jedem einzelnen Schritt, den Sie machen, sind viele Lernerfahrungen und Umstellungen enthalten. Deshalb sollten Sie sich und Ihren Geschmacksnerven Zeit lassen, um das jeweils angestrebte Ziel fest in Ihren Alltag zu integrieren. So betrachtet, sind Rückfälle in altes Essverhalten kein »Versagen«, sondern vielmehr ein Zeichen dafür, dass Sie zu schnell vorgehen wollten. Wenn Ihnen dies häufiger passiert, kann das daran liegen, dass Sie Ihre Ziele zu ungenau definiert haben oder der Schritt von einem Ziel zum nächsten zu groß war. Lassen Sie sich davon nicht entmutigen, sondern gehen Sie Ihr Vorhaben konkreter und langsamer an.

Trinken nicht vergessen!

Die meisten Menschen trinken zu wenig und verwechseln dadurch Durst mit Hunger. Wer blutdruckgesund werden und bleiben möchte, sollte unbedingt zwei bis drei Liter am Tag trinken.
Ein guter Trick: trinken Sie immer dann mindestens zwei Gläser Wasser ohne Kohlensäure, wenn Sie glauben, Hunger zu haben. Lassen Sie dann 15 Minuten verstreichen, bevor Sie etwas essen. Häufig werden Sie dann gar keinen Hunger mehr haben – aber auf jeden Fall deutlich weniger essen, als wenn Sie nichts getrunken hätten.

Langzeitziele der Ernährungsumstellung

Kurzzeitziele sind so individuell wie Menschen und ihre Lebensumstände. Deshalb muss und kann jeder sie für sich selbst definieren und schriftlich fixieren. Kurzzeitziele sind die kleinsten, einzelnen Schritte, die auf das große Ziel »erfolgreiche Ernährungsumstellung« hin gemacht werden. Doch wie sieht dieses Langzeitziel konkret aus? Oder anders ausgedrückt: wohin wollen Sie eigentlich Ihre Ernährung umstellen?
Das Langzeitziel, auf das Sie zusteuern, ist eine gesundheitsbewusste, kalorienreduzierte Mischkost, die sich an der bekannten Ernährungspyramide orientiert.
Sie haben Ihr Langzeitziel »gesunde Mischkost« erreicht, wenn Ihre tägliche Ernährung diese Pyramide widerspiegelt und zu

- 55 – 60 Prozent aus Kohlenhydraten (hauptsächlich solche mit langen Glukoseketten wie Vollkornprodukte, Obst, Gemüse und Kräutern),
- 30 – 35 Prozent Fett (vor allem pflanzliche Fette oder von Fischen),
- 10 – 15 Prozent Eiweiß besteht.

Ernährungsumstellung am Beispiel

Das Langzeitziel heißt auch, nicht mehr Kalorien zu sich zu nehmen, als der Körper tatsächlich benötigt. Die Energie, die Sie Ihrem Körper über die Nahrung zuführen, wird in Kilokalorien (kcal) berechnet. Wie hoch Ihr täglicher Energiebedarf ist, um Ihr aktuelles Körpergewicht zu halten, können Sie jederzeit ausrechnen. Nehmen Sie mehr Energie (kcal) zu sich, nehmen Sie zu. Essen und trinken Sie weniger kcal, nehmen Sie ab.

In der Regel werden Sie durch Ihre vielen kleinen Schritte ein sehr gutes »Gespür« dafür entwickeln, wie Sie problemlos unter Ihrem Limit bleiben und damit von Tag zu Tag mehr an Gewicht verlieren. Haben Sie Ihr Wunschgewicht erreicht, können Sie dieses ohne Schwierigkeiten halten, da Sie alle Strategien beherrschen, die notwendig sind, um nicht wieder in Ihre alten negativen Essgewohnheiten zurück zu fallen.

Sie haben es geschafft, endlich das zu sein, was Sie schon immer waren: ein schlanker, blutdruckgesunder Mensch, der fröhlich und gesund durchs Leben geht.

Herzlichen Glückwunsch!

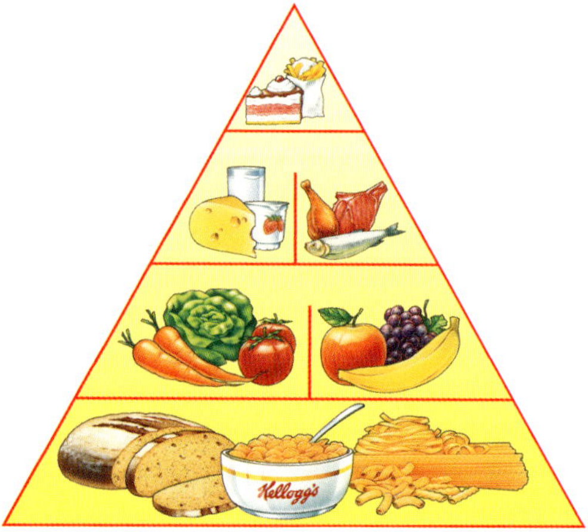

Register

S. 62 B.-D.-Pass
S. 49 ACE-Hemmer
S. 97 Stress
S. 122 Ernährung
S. 135 Knoblauch/Zwiebeln
S. 131 Frühstück

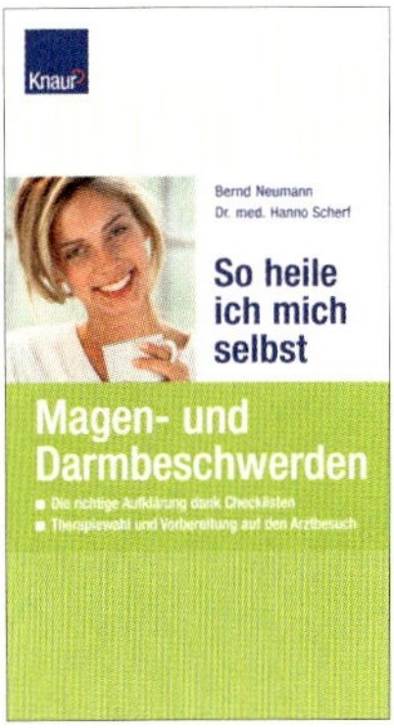

144 Seiten

ISBN 3-426-64146-1

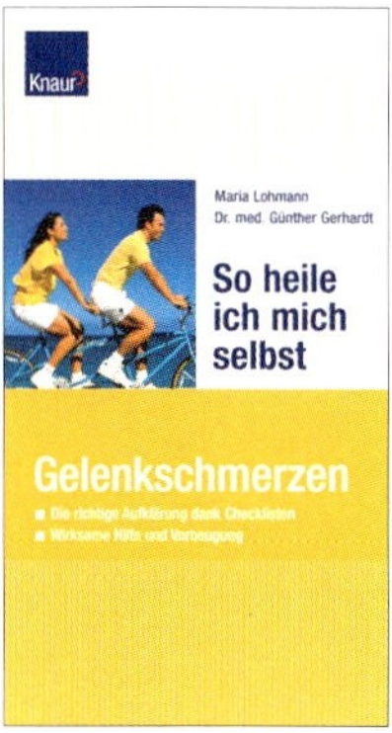

144 Seiten

ISBN 3-426-64148-8

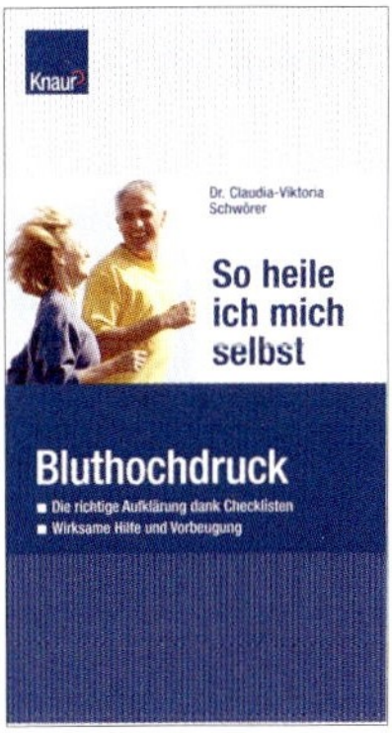

144 Seiten

ISBN 3-426-64206-9

Erscheint im Februar 2005

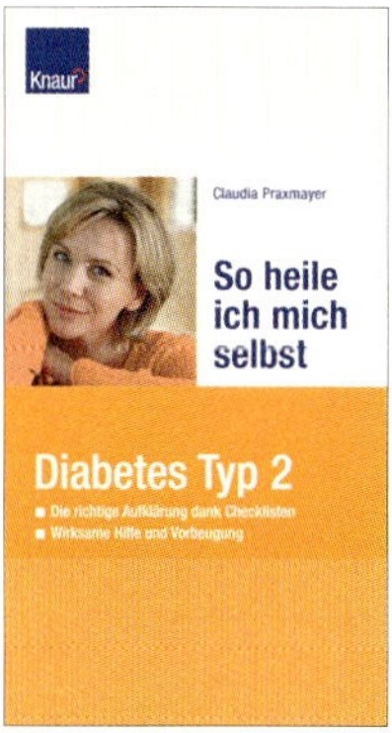

144 Seiten

ISBN 3-426-64205-0

Erscheint im Feburar 2005

Impressum

Wichtiger Hinweis
Die im Buch veröffentlichten Ratschläge wurden mit größter Sorgfalt von Verfasserin und Verlag erarbeitet und geprüft. Eine Garantie kann jedoch nicht übernommen werden. Ebenso ist eine Haftung der Verfasserin bzw. des Verlages und seiner Beauftragten für Personen-, Sach- oder Vermögensschäden ausgeschlossen.

Bildnachweis
Umschlagfoto:
Mauritius Images/Stock Image
Fotos: Imago/Peter Widmann S. 56; Kellogg's Deutschland GmbH S. 140; New Eyes/ Wartenberg S. 8, Reeson S. 37; alle anderen: Photodisc; Stockfood/Eising S. 108;
Grafik: Klaus Dursch.

Bibliografische Information Der Deutschen Bibliothek
Die Deutsche Bibliothek verzeichnet diese Publikation in der Deutschen Nationalbibliografie; detaillierte bibliografische Daten sind im Internet über http://dnb.ddb.de abrufbar.

Projektleitung: Franz Leipold
Redaktion: Redaktionsbüro Yvonne Georgi, Langenau
Herstellung: Veronika Preisler
Bildredaktion: Sylvie Busche (Ltg.), Margit Schulzke
Umschlagkonzeption:
Zero Werbeagentur, München
Reproduktion und Satz:
kaltnermedia, Bobingen
Druck und Bindung:
Offizin Anderssen Nexö, Leipzig

Printed in Germany

ISBN 3-426-64206-9

5 4 3 2 1